临床肿瘤放疗

主编 林 宇 宝莹娜

吉林科学技术出版社

图书在版编目（CIP）数据

临床肿瘤放疗 / 林宇，宝莹娜主编. -- 长春：吉林科学技术出版社，2022.4
ISBN 978-7-5578-9508-2

Ⅰ. ①临… Ⅱ. ①林… ②宝… Ⅲ. ①肿瘤－放射疗法 Ⅳ. ①R730.55

中国版本图书馆 CIP 数据核字(2022)第 112448 号

临床肿瘤放疗

主　　编	林　宇　宝莹娜
出 版 人	宛　霞
责任编辑	练闽琼
封面设计	猎英图书
制　　版	猎英图书
幅面尺寸	185mm×260mm
开　　本	16
字　　数	160 千字
印　　张	6.625
印　　数	1–1500 册
版　　次	2022年4月第1版
印　　次	2022年4月第1次印刷

出　　版　吉林科学技术出版社
发　　行　吉林科学技术出版社
地　　址　长春市南关区福祉大路5788号出版大厦A座
邮　　编　130118
发行部电话/传真　0431-81629529　81629530　81629531
　　　　　　　　　81629532　81629533　81629534
储运部电话　0431-86059116
编辑部电话　0431-81629510
印　　刷　廊坊市印艺阁数字科技有限公司

书　　号　ISBN 978-7-5578-9508-2
定　　价　38.00 元

版权所有　翻印必究　举报电话：0431—81629508

前 言

放射治疗是治疗恶性肿瘤的主要手段之一。恶性肿瘤病人在病程的不同时期需要接受放射治疗。单独行放射治疗不仅可以取得根治性治愈的效果，而且还可以保持组织、器官解剖结构的完整性，提高病人的生存质量对绝大多数中晚期恶性肿瘤病人，通过术前放疗和术后放疗，可以明显降低恶性肿瘤局部复发的机会，提高生存率。有些恶性肿瘤术前放疗后肿瘤缩小，再施行外科二期切除，亦可达到临床根治目的。因此，放射治疗在恶性肿瘤治疗中具有不可替代的地位和作用。

本书为临床医师更好地参与临床实践而编写，涉及的专业面广，内容包括肿瘤的发生机制、常见症状和体征、诊断方法、治疗原则、放疗及化疗等，力求内容准确、精炼。

目 录

第一章 垂体腺瘤 ···1
   第一节 局部解剖和生理学 ··1
   第二节 流行病学 ···1
   第三节 自然病程 ···2
   第四节 临床表现和诊断性检查 ···2
   第五节 分期及病理分型 ··2
   第六节 治疗原则 ···3
   第七节 治疗后评价及治疗结果 ···5
   第八节 放射治疗技术 ··9
   第九节 治疗的后遗症 ··11

第二章 椎管肿瘤 ···12
   第一节 脊髓的解剖 ··12
   第二节 流行病学 ···13
   第三节 自然病程 ···13
   第四节 临床表现 ···14
   第五节 诊断性检查 ··14
   第六节 病理分类 ···16
   第七节 预后因素 ···17
   第八节 治疗 ··18

第三章 胃癌 ··24
   第一节 局部解剖 ···24
   第二节 流行病学及播散方式 ··24
   第三节 临床表现及诊断性检查 ···25
   第四节 病理学及分期 ··26
   第五节 治疗 ··27
   第六节 预后及结论 ··32

第四章 胰腺癌 ··38
   第一节 局部解剖 ···38

第二节　流行病学及临床表现 ·· 38
　　第三节　诊断性检查 ·· 39
　　第四节　分期及病理分型 ·· 39
　　第五节　治疗 ·· 40

第五章　子宫内膜癌 ·· 50
　　第一节　局部解剖 ·· 50
　　第二节　流行病学及临床表现 ·· 50
　　第三节　诊断性检查 ·· 51
　　第四节　病理分型及分期 ·· 51
　　第五节　治疗 ·· 55
　　第六节　子宫浆液性乳头状癌和透明细胞癌 ······································ 64
　　第七节　子宫肉瘤（成人）的处理 ·· 65

第六章　卵巢癌 ·· 67
　　第一节　局部解剖 ·· 67
　　第二节　流行病学及危险因素 ·· 67
　　第三节　临床表现及诊断性检查 ·· 70
　　第四节　病理分型及分期 ·· 71
　　第五节　治疗 ·· 73
　　第六节　预后因素及未来方向 ·· 83

第七章　外阴癌 ·· 86
　　第一节　局部解剖 ·· 86
　　第二节　流行病学及病理学 ·· 86
　　第三节　自然病程及临床表现和分期 ·· 88
　　第四节　治疗 ·· 89

参考文献 ··· 100

第一章 垂体腺瘤

第一节 局部解剖和生理学

解剖学上，垂体位于中线上，前后径为 15mm，上下径为 12mm。脑垂体位于蝶骨的一个凹陷内，称为"蝶鞍"。鞍膈是硬脑膜的延伸，将垂体与位于其正上方的视交叉、视交叉池、大脑前动脉、下丘脑、第三脑室底分开。垂体柄穿过鞍膈，将垂体的正中隆起与下丘脑相连。蝶鞍的后界为鞍背，鞍背很薄，有两个突起，称为后床突。鞍结节位于蝶鞍的前半，在两侧延伸为前床突。蝶鞍的侧面是海绵窦，内有被覆交感神经丛的颈内动脉以及第Ⅱ、Ⅲ、Ⅳ、Ⅵ对脑神经和第Ⅴ对脑神经的眼支和上颌支。

脑垂体由来源于不同胚层的两部分组成。垂体的前叶和中间叶来源于 Rathke 囊，它是口腔顶部外胚层组织向外突起形成的，而后叶（神经垂体）和垂体柄则是第三脑室向下突起形成的，后叶包含了起自下丘脑神经元的轴突末端。分泌颗粒在视上核和室旁核中合成，沿垂体柄运送至垂体后叶，作为垂体后叶激素（催产素和血管升压素）被释放。垂体前叶的激素分泌受下丘脑-垂体门脉系统运送的下丘脑激素调控。目前有 8 种已知的释放或抑制激素：促肾上腺皮质激素释放激素，促甲状腺激素释放激素，生长激素释放激素，生长激素抑制激素（生长抑素），卵泡刺激素释放激素，黄体生成素释放激素，泌乳素释放激素，泌乳素抑制激素。这些下丘脑分泌的激素依次控制 6 种垂体前叶激素的产生和释放：促肾上腺皮质激素（ACTH），促甲状腺素（TSH），生长激素（GH），卵泡刺激素（FSH），黄体生成素（LH），泌乳素。

下丘脑生成的激素又受到内分泌产物的反馈和直接神经冲动的综合调控。但甲状腺素的反馈直接作用于垂体腺。

第二节 流行病学

10% 的健康成人在磁共振成像（MRI）上能检测到垂体异常，在尸检中有 3%～25% 存在垂体腺瘤。确诊的原发颅内肿瘤中有 10%～15% 为垂体肿瘤，其中 70% 分泌激素。垂体巨大腺瘤的发生率没有男女差异，而临床上微腺瘤在女性更多见，70% 的垂体腺瘤发生在 30～50 岁。

大多数垂体腺瘤的病因未知，有报道称多发性内分泌肿瘤（MEN）综合征Ⅰ型、Carney 综合征、孤立性家族性生长激素瘤（IFS）有发生垂体腺瘤的基因易感性。多发性内分泌肿瘤综合征Ⅰ型是一种常染色体显性疾病，特点是易发生垂体腺瘤、甲状旁腺瘤和胰岛细胞瘤。患多发性内分泌肿瘤综合征Ⅰ型的患者有 25% 会发生垂体腺瘤。Carney 综合征是一种罕见的遗传性疾病，特点是皮肤斑点样色素沉着、黏液瘤、内分泌过度活跃和神经鞘瘤。孤立性家族性生长激素瘤是三个综合征里罕见的一种，定义为在家族中出现两个或两个以上肢端肥大症患者，排除多发性内分泌肿瘤综合征Ⅰ型和 Carney 综合征。

第三节 自然病程

小的垂体腺瘤往往呈圆形，边界光滑，微腺瘤可能导致垂体前部突出、不对称，或者蝶鞍底部倾斜。当其体积较大时，大的垂体腺瘤往往变得不规则，局部呈现结节样隆起。它在局部具有浸润性生长的特点，但远处转移等恶性行为却罕见。

垂体腺瘤的自然生长史往往很长，发病症状不明显，在确诊之前往往症状已存在数年。

确诊肿瘤自然史的相关数据很少。对 43 例有症状（溢乳、闭经）而未接受治疗的泌乳素瘤患者随访 20 年，只有 2 例患者在影像学上出现肿瘤进展，有 3 例患者出现临床症状的自然消退，月经恢复正常。Roth 等观察了 7 例肢端肥大但未接受治疗的患者，仅有 5 例在 1~4 年时有血浆生长激素水平增高。在 50 例偶然发现垂体无功能性腺瘤的患者中，影像随访 2 年以上，31 例患微腺瘤的患者中只有 1 例出现肿瘤增大，19 例大腺瘤患者中有 5 例出现肿瘤进展。

第四节 临床表现和诊断性检查

垂体腺瘤可以表现为激素分泌功能紊乱的症状和局部肿瘤生长产生的压迫症状。

内分泌异常可以是垂体前叶激素分泌过多，也可以是分泌不足。这些变化在临床上有时表现得非常细微，如性欲减退、劳累等。

患者可能没有临床症状，但是视野缺损已经很严重。最常见的视野缺损是双颞侧偏盲和颞上视野缺损、同侧偏盲、中心暗点和颞下视野缺损。在诊断时有必要进行视野测试，它能确定一个基线，为治疗决策提供帮助。

垂体卒中是一种少见的临床综合征，是由于脑垂体急性出血或梗死所致。这种综合征可以是首发症状，也可以在垂体腺瘤患者诊断后的观察随访中出现，其表现可以有头痛、恶心、畏光、垂体功能减退、视野缺损或眼肌麻痹。垂体卒中可导致意识改变，需要急诊手术减压。

分泌型垂体腺瘤的诊断需要 MRI 有阳性发现和生化证实激素增高。至于非分泌性腺瘤，往往需要进行活检，以便与鞍区的其他病变鉴别，包括颅咽管瘤、淋巴瘤、脊索瘤、生殖细胞肿瘤、脑膜瘤、转移肿瘤、囊肿和炎性病变等。

第五节 分期及病理分型

一、分期

垂体肿瘤的分类可以根据内分泌功能，也可以根据解剖范围来分。当依据临床内分泌表现分类，按它们是否具有内分泌活性，可以分为功能性或非功能性垂体腺瘤。尽管世界卫生组织（WHO）分类将分泌 FSH 或 LH 归入功能性垂体腺瘤，但是这些肿瘤在临床上几乎总被划分为非功能性肿瘤。Hardy 和 Vezina 提出了一种影像外科分类，但仅获得了部分认可。垂体腺瘤被分为微腺瘤（直径<1cm）和大腺瘤（直径>1cm），并根据其生长范围和破坏蝶鞍的程度分为 5 级。

0 级：脑垂体内部微腺瘤，蝶鞍正常。

Ⅰ级：蝶鞍大小正常（15mm×12mm），但蝶鞍底部不对称。

Ⅱ级：蝶鞍扩大但鞍底完整。

Ⅲ级：鞍底局部受侵或破坏。

Ⅳ级：鞍底广泛受侵或破坏。

在 Hardy 和 Vezina 的分类系统中，根据肿瘤向鞍上的扩张程度，进行二次分型：从 A（突入视交叉池）到 D（延伸到颞叶或前颅窝）。这一分类没有过多强调大脑、海绵窦或视路受累程度的重要性，而这些都对治疗的选择和有效性有重要意义。进一步描述较大肿瘤时，部分学者根据肿瘤的大小（>40mm）或侵犯程度（超过鞍区和鞍上）又分出巨大垂体腺瘤这一类型。

二、病理分型

起源于垂体后叶部分的神经垂体肿瘤（垂体细胞瘤、神经节胶质瘤或迷芽瘤）较为罕见，因此我们重点放在垂体前叶来源的肿瘤。垂体腺瘤的组织病理学特征与肿瘤行为之间没有明显相关性，将其划分为典型与不典型腺瘤（部分根据核分裂指数和 P53 染色程度）是否具有临床意义尚不清楚。

当我们依赖于经典的固定、染色和光学显微镜时，垂体腺瘤可分为嗜酸性、嗜碱性和嫌色性三大类。通常认为嗜酸性肿瘤与肢端肥大症有关，嗜碱性肿瘤与库欣病有关，而嫌色性肿瘤多为无功能腺瘤。但这些特点往往与临床或免疫组化结果不一致，现在仅具有历史价值。利用崭新的固定和染色方法、电镜技术和免疫组化方法，可以鉴别分泌 GH、ACTH、TSH 和 PRL 的细胞。不分泌激素的垂体腺瘤过去是指裸细胞腺瘤，而如今在病理上通常被归为促性腺激素腺瘤家族。

第六节　治疗原则

治疗决策的制订涉及神经影像、神经内科、内分泌科、神经外科、放疗科和病理科等。其目的在于确定肿瘤边界，去除肿瘤或控制其生长，控制过量激素分泌，纠正激素分泌不足，减低造成垂体功能低下或邻近结构损伤的危险。对于无症状垂体腺瘤患者，如果不治疗，则至少每年需进行一次影像检查并持续终生。对于非分泌型微腺瘤和无症状的小泌乳素腺瘤可进行观察。当影像学检查发现肿瘤生长，出现激素分泌过多的症状和（或）视野缺损程度恶化时，则需进行处理。

治疗方式的选择取决于多种因素，包括是否需要迅速减轻占位效应或激素分泌功能异常相关症状，是否需要进行组织学诊断和每种治疗可能出现的副作用。

与激素水平改变相关的合并症包括高血压、骨质疏松、糖尿病、电解质紊乱和血脂异常，可进行对症处理。

一、药物治疗

药物治疗可以应用于绝大多数泌乳素瘤，对抑制其他的分泌型腺瘤的激素分泌也具有重要作用。可用的药物有多巴胺激动剂、生长抑素类似物和生长激素受体拮抗剂，如培维索孟等。更多的新药正在研发中，将来可能在此类疾病的治疗中起更重要的作用。使用细胞毒性化疗药物治疗局部浸润或转移性垂体腺瘤的报道极少。治疗反应令人失望，患者预后很差。

二、外科治疗

经蝶窦入路显微手术是垂体腺瘤的标准术式，占所有垂体腺瘤手术的95%。经蝶窦显微手术对选择性切除垂体微腺瘤尤其有效，但也可用于超过蝶鞍的垂体腺瘤。手术操作相对安全，死亡率为0.5%。主要的并发症有脑膜炎、脑脊液漏、出血、卒中或视力丧失，发生率为1.5%。经蝶窦入路手术的禁忌证有蝶窦炎、颈动脉位置靠中线和肿瘤明显向鞍旁扩展，在这种情况下适合采用经颅手术。

三、放射治疗

垂体腺瘤放射治疗方式的选择通常更依赖于可用的设备、医师的偏好和预计的治疗毒性，而非所报道的任何研究结果的令人信服的差异。

（1）常规外照射放疗：放疗可以有效控制巨大或复发垂体腺瘤的过量激素分泌和占位效应。外照射放疗可控制80%肢端肥大症患者、50%～80%库欣病患者、1/3高泌乳素血症患者激素的过量分泌。放疗后复发的垂体腺瘤患者有时可以进行再程放疗，但更多采用立体定向放射外科。

（2）放射外科：最近一篇文章综述了29个回顾性研究，包括1153例患者。这些研究因随访时间短，或者不连贯，或随访不完全，所以大都价值有限。除个别研究外，大多数也未确切报道治疗结果与并发症。尽管如此，这篇文章确实提到了较高的肿瘤局部无进展率和一定的生化治愈率。对于放射外科是否能更快地降低病理性的激素分泌目前仍有争论。比较激素恢复正常水平的时间的相关研究极少，有一些回顾性的数据显示采用放射外科治疗，激素恢复正常分泌水平的时间更短但因为激素恢复正常水平的时间与多种因素有关，包括初始激素水平和随访的时间，所以这些数据需要谨慎对待。

放射外科治疗可以用于以下病例的治疗：肿瘤体积小，影像学界限清楚，距离视路3～5mm（这样视交叉和视神经的受照剂量<8～10Gy）。

（3）立体定向分次放射治疗（FSRT）：立体定向分次放射治疗是将剂量适形技术和放射外科的精确体位固定结合应用的技术。该技术目前依旧很新，但随着无创性体位固定、放射设备和影像引导技术的进步，将越来越普及。到2006年3月，仅有不到500例应用FSRT治疗的垂体腺瘤的病例报道。大多数的报道随访时间有限，且没有将分泌型和非分泌型病变分开。肿瘤控制方面的早期报道显示比适形放疗效果好，但这些数据不足以判定对激素升高的治疗效果。目前尚未发现FSRT治疗后出现认知功能的改变、继发恶性肿瘤、脑坏死或脑血管事件等毒性反应方面的报告。这些毒性反应都很少见，但是除了脑坏死之外均需要长时间的随访。

FSRT应用范围很广，即使对邻近视路的巨大肿瘤也可以应用。目前已将这种放疗方式应用于首次放疗的患者，因为它的安全性和有效性都很好。

（4）带电粒子放疗：质子可用于单次放疗（质子放射外科）或分次适形放疗。在1946年第一次提出的时候，高能质子相对于超能X线具有显著的剂量学优势。但随着兆电子伏级光子能量传递技术的进步，剂量学方面的差异已很小。质子治疗垂体腺瘤方面的报道较少。最近，麻省总医院和罗玛琳达大学医疗中心分别报道了 61 例和 47 例质子治疗垂体腺瘤的结果，肿瘤控制率为 100%，激素治愈率为 38%～52%，并发垂体功能减退率为 22%～44%，与光子治疗结果无明显差异。与质子不同，重带电粒子在放射生物学特性上与光子有差异，但能否提高治疗比尚不明确。一篇 1991 年的综述概述了 810 例患者经氦离子束治疗的结果。为治疗系统性疾病，在接受照射后，超过 40% 的患者出现了垂体功能低下。在垂体腺瘤患者治疗中，带电粒子放疗具有较高激素治愈率和肿瘤控制率，且毒性反应可接受。随着这些治疗方式的广泛应用，相应期待的临床经验也将进一步增加。

（5）调强放射治疗（IMRT）：垂体腺瘤靶区一般不存在显著凹面且体积小，不需要显著变化的剂量。因此，不是 IMRT 的理想靶区。这是因为有剂量学研究结果表明 IMRT 与非共面适形放疗相比，适形性和对正常组织的保护效果相似。因此 IMRT 使用仅限于大的、不规则的垂体腺瘤。

第七节　治疗后评价及治疗结果

一、治疗后评价

垂体腺瘤患者治疗后，应每年至少进行一次增强 MRI 检查。激素水平监测不能取代肿瘤影像学检查，因为二者可以不一致。对于肢端肥大症患者，尽管最近有共识建议治疗后 GH 水平应控制在最高不超过 0.4μg/L，但目前最常用的指标是治疗后 GH 水平＜1.0μg/L。同时需监测胰岛素样生长因子（生长调节素 C 或 IGF-Ⅰ）水平。泌乳素分泌型肿瘤的治疗目标是将泌乳素水平降低至正常范围。对库欣病的治疗反应评价需要监测血浆和尿液皮质类固醇水平和血浆 ACTH 水平。性腺、甲状腺和肾上腺功能也需要定期评价，因为在治疗后几年内都可能出现垂体功能减退。最后，放疗还后应定期进行正规视野检查。

二、治疗结果

（一）无功能性垂体肿瘤

此类肿瘤的治疗首先需减轻占位效应。即使肿瘤未完全切除，视神经减压术后放疗也可以有非常好的长期预后。皇家玛尔斯丹医院对 252 例无功能性垂体腺瘤患者进行放疗，仅接受放疗者 20 年无疾病进展生存率为 94%，与手术切除加辅助放疗后 91% 的无疾病进展生存率无显著差异。虽然这些结果显示，对于无明显占位效应的垂体腺瘤单纯放疗可取得理想疗效，但目前手术仍然是标准治疗模式。回顾性资料清楚表明术后辅助放疗可显著降低局部复发率，但是否要等到肿瘤进展时再行放疗，这样做的益处和风险仍不清楚。虽然已知局部侵袭、蝶鞍外扩展和术后影像学残留是复发的危险因素，但要确定哪些属于低复发危险的患者是很困难的。玛格利特公主医院曾进行一项研究，他们选择了 65 例低复发危险性的患者，结果有 21 例肿瘤复发。更多近期研究资料提示：对于少数经 MRI 确认的已完全切除的患者，复发率很低（5 年复发率为 0～20%），可以随访观察而不需进行放疗。这些数据需审慎对待，因为术后 10～20 年仍然可以复发。对浸润性肿瘤，尤其是已经出现垂体功能低下的患者，仍需考虑辅助放疗。所有患者都需长期的影像学随访，以避免症状性复发、视力下降和再次手术。

Park 等报道了手术治疗 258 例无功能性垂体腺瘤患者的结果。其中 70 例术后立即放疗，其余

168例进行影像学随访——其中80%的患者是因为肿瘤全切或近全切而不需放疗。10年复发率在放疗组为2.3%，而观察组为50.5%。有症状性复发仅见于失随访的病例。这些发现与Gittoes报道的结果一致，在126例患者中，接受辅助放疗患者的15年复发率为7%，而单纯手术患者的复发率为67%。

对无功能性垂体腺瘤进行放射外科治疗的回顾性研究资料病例数都很少，有选择性，且成分混杂。但现有的资料显示放射外科与分次放疗很可能有相似的局部控制率。

（二）功能性垂体腺瘤

对不同类型的功能性垂体腺瘤放疗的目的是一致的：阻止肿瘤进展和抑制激素分泌。放疗一般作为一种辅助手段或其他治疗失败或未起全效后的解救手段。控制占位效应要比治愈（抑制不正常的激素分泌）更容易。在玛格利特公主医院进行的一项大样本研究中，145名激素分泌型腺瘤患者接受50Gy常规分割外照射放疗，其局部控制率为96%，10年疾病特定生存率为97%。但在未增加药物治疗的情况下，其10年激素治愈率仅为39%。

（三）生长激素分泌型垂体腺瘤

血中GH和IGF-I水平过高可引起多种代谢紊乱、心血管和呼吸系统并发症，这恰好可以解释肢端肥大患者死亡率增加的原因。因此降低血中激素水平与消除占位效应同等重要。单纯外科手术可以迅速达到这两个目的。对于术后有肿瘤残存和GH水平持续升高的患者，放射治疗和放射外科是合适的辅助治疗手段，而对于不宜手术的患者两者均可作为根治性治疗方法。局部治疗失败后，放疗尚未到起效期的患者，药物治疗也是有效的。

1. 药物治疗

有三类药物可用于生长激素分泌型垂体腺瘤的治疗：生长抑素类似物、多巴胺受体激动剂和GH受体拮抗剂。生长抑素类似物（奥曲肽和兰瑞肽）可以降低50%～60%手术失败患者的GH和IGF-I水平，因此可作为药物治疗的一种选择。30%～45%的患者经药物治疗可出现肿瘤缩小。最常见的副作用为胃肠道反应，包括短暂腹痛、吸收不良性腹泻和轻中度恶心。15%的患者出现胆囊有沉渣或结石，但多数患者无症状。多巴胺受体激动剂效果不佳。培维索孟是一种利用基因重组而生产出的GH受体拮抗剂，在一项随机安慰剂对照试验中显示，可有效降低血浆中IGF-I的浓度，并改善临床状况。每日注射培维索孟可使89%的患者血IGF-I水平恢复正常。其最常见的副作用包括腹泻、恶心、流感样症状和肝功能异常。因为培维索孟并不抑制GH分泌或肿瘤生长，所以通常仅在其他治疗失败后选用。

2. 经蝶窦入路切除术

生化治愈标准的不一致使得比较外科治疗结果很困难。一项大型研究显示：微腺瘤、大腺瘤和巨大腺瘤的生化治愈率（定义为GH<5μg/L）分别为68%、54%和20%。Davis等报道了175例以手术为初次治疗的疗效可评价的患者，其采用的手术成功的标准为术后禁食或者葡萄糖抑制下，GH水平不高于2ng/mL。代表手术效果的1年实际缓解率为49%。获得缓解后5年复发的可能性为31%。在另一组研究报道了长期随访的129例术后缓解（GH<5ng/mL）患者的情况，仅有7%出现复发。最重要的是，术后缓解的患者其死亡率与普通人群相似，而未获得缓解的患者其死亡率显著上升。虽然肿瘤大小、术前GH水平和肿瘤侵犯范围是可预测复发的风险因素，但不能作为进行辅助治疗

的依据。

即使对于不能完全切除肿瘤的患者,手术减瘤对于改善生化治愈率和局部控制也要超过单纯放疗。

3. 放射治疗和放射外科

现代资料已显示放疗作为辅助治疗和单纯治疗均有效。在接受放疗的患者中,最主要的影响因素是肿瘤大小和治疗前 GH 水平。需要进行长期随访,因为 GH 水平下降可持续数年。典型的如放疗后 10 年,60%~100%的患者 GH 水平<10ng/mL。这种持续效应甚至可在治疗后 10 年以上的患者中见到,Eastman 等就曾报道,92%的患者随访超过 15 年,83%的患者治疗后 15 年 GH 水平低于 10ng/mL。治疗后血清 GH 半衰期可能更能特异性地反映疗效,因为它与治疗前的 GH 水平无关。在治疗后 2 年血清 GH 下降 50%。

(四) 库欣病

1. 药物治疗

手术或放疗失败的库欣病患者可行药物治疗。药物治疗为终身治疗,因此应重视副作用。使用的有两类药物:一类是调节垂体 ACTH 释放,另一类则抑制类固醇合成。作用于促肾上腺皮质激素释放激素或 ACTH 合成释放的药物,包括赛庚啶、溴隐亭、生长抑素和丙戊酸等疗效均一般,反应率差。酮康唑、米托坦、曲洛司坦,氨鲁米特和美替拉酮均能抑制皮质醇合成,但疗效有限,副作用较大。

2. 外科治疗

选择性经蝶窦入路切除术是表现为库欣病的 ACTH 分泌型腺瘤患者的标准治疗方式。激素治愈率为 57%至 90%(部分因为采用激素治愈标准的不同),在肿瘤界限清晰的微腺瘤患者中治愈率最高。获得治愈的患者其死亡率接近正常人群。经手术病情缓解后的复发率为 2%~25%。

其他治疗均失败后,患者可接受双侧肾上腺切除手术。该手术目前已在腹腔镜下进行,可引起快速激素反应,并可预测。但患者需要终身服用糖皮质激素和盐皮质激素。双侧肾上腺切除术还会导致纳尔逊综合征:垂体腺瘤局部进展,并伴随有特征性的皮肤色素沉着(由高浓度促肾上腺皮质激素所致)。

3. 放射治疗和放射外科

辅助放疗或单纯放疗给予 35~50Gy,激素控制率可达 50%~100%,如剂量高于 50Gy,效果更佳。

Estrada 等报道了一组 30 例经蝶窦入路手术失败后接受放疗患者的结果。采用水平对穿野照射,平均剂量为 50Gy。3 年实际治愈率为 83%,多数患者在最初 2 年即达到病情缓解,没有出现肿瘤进展。在 Orth 和 Liddle 的试验中,51 例接受单纯放疗的患者的治愈率为 23%(采用严格的生化治愈标准:尿 17-羟皮质醇每克肌酐<7mg 和平均血浆皮质醇<10g/dL),另有 30%患者的病情得以改善后,不需要进一步治疗。

在另一组试验中,Tsang 等报告了 25 例接受放疗的患者,中位剂量为 50Gy,治疗后 10 年尿游离皮质醇的正常化率为 53%(随后几年疗效进一步显现)。其他学者也报道了在增加或不增加其他药物治疗的情况下治愈率相似。

放射外科主要作为经蝶窦入路手术失败或未能完全切除肿瘤的解救性治疗。Devin 等报道了用直线加速器行放射外科治疗的 35 例经蝶窦入路手术失败的患者的结果。49%的患者在治疗后中位随访 7.5 个月时皮质醇水平正常。中位随访 30.5 个月时 1 例出现肿瘤进展，3 例出现再发性高皮质醇血症。这可能说明经放射外科治疗后，有 20%的患者有晚期复发的趋势。这些试验的病例数均达到或超过 20 例。

(五) 泌乳素分泌型垂体腺瘤

排除了其他引起泌乳素增加的原因后，对泌乳素瘤的处理方法包括观察、手术、药物治疗和放疗。处理方式的选择主要依据肿瘤的大小和临床症状。但即使是对无症状的小肿瘤的治疗选择也存在争议，认为可能因为不治疗，长期存在的高泌乳素血症有导致骨质疏松的风险。

1. 药物治疗

现在普遍认为多巴胺受体激动剂是绝大多数泌乳素瘤的药物治疗的首选。溴隐亭和卡麦角林在北美被批准用于泌乳素瘤的治疗。80%～90%的患者应用溴隐亭后，泌乳素水平可快速恢复正常。80%的患者服用溴隐亭后可出现肿瘤缩小，当然缩小的程度有限。尽管治疗起效后可减少药物剂量，但仍需长期服药。不连续服用溴隐亭可导致 80%～90%的患者复发，出现高泌乳素血症，但仅有 10%～20%的患者出现肿瘤增大。最常见的副作用是暂时的恶心和呕吐，在治疗初期也可出现直立性低血压。

卡麦角林在降低泌乳素水平和缩小肿瘤的疗效上与溴隐亭相当，但副作用更小。在随机对照试验中，卡麦角林显示出将泌乳素水平恢复至正常的明显优势，且因其耐受性良好，停药的患者较少。Colao 等报道了 200 例接受卡麦角林治疗的泌乳素瘤患者，当其血浆泌乳素水平恢复至正常水平且影像学证实部分或完全缓解后可以停药。撤药后 2～5 年出现生化复发率为 31%（泌乳素微腺瘤），或 36%（泌乳素大腺瘤），但均未发生肿瘤重新生长。

2. 经蝶窦入路切除术

手术指征包括视力迅速下降，经多巴胺受体激动剂治疗后腺瘤体积仍增大，药物治疗后激素水平控制不满意。Molitch 总结了 34 例手术组的泌乳素瘤病例资料，其报道在 74%的微腺瘤和 32%的大腺瘤患者中，泌乳素水平在术后 1～12 周可恢复正常，但是 20%的患者 1 年内出现生化复发。因此，以泌乳素水平正常作为唯一的治愈标准，则微腺瘤和大腺瘤的手术长期治愈率分别为 50%～60%和 25%。肿瘤体积大（直径＞2cm）或泌乳素水平＞20ng/mL 的患者疗效更差。

3. 放射治疗

来自 Grigsby 等、Gomez 等和 Sheline 以往的试验显示放疗后平均泌乳素水平可降至治疗前的 25%～50%，很少有患者可以恢复至正常水平。更多的近期报道（有长期随访资料）显示生化治愈率为 25%～50%。

由于生化起效缓慢，合并药物治疗的患者长期随访很重要。Tsagarakis 等报道了 36 例泌乳素大腺瘤女性患者接受放疗的结果，剂量为 45Gy，分割 25 次完成。平均随访 8.7 年，50%的患者泌乳素水平恢复正常，61%的患者恢复正常月经。泌乳素水平恢复正常平均需 7.3 年。

Landolt 和 Lomax 报道了他们对泌乳素瘤患者行放射外科治疗的经验：中位随访 29 个月，25%的患者获得激素治愈，另有 55%的患者激素水平改善。在放射外科治疗的同时服用多巴胺受体激动剂的患者和未服药的患者相比预后不佳。故建议药物治疗和放射外科治疗需间隔 2 个月为宜。Pan 等报道了一项研究，在 128 例接受放射外科治疗的患者中，边缘剂量＞30Gy 增加生化治愈。

（六）促甲状腺素分泌型垂体腺瘤

促甲状腺素分泌型垂体腺瘤罕见，占垂体腺瘤的 1%。以往主要将其归入大腺瘤，但随着 TSH 测量方法灵敏度提高，目前有提早诊断的趋势。通常首选经蝶窦入路手术切除，但手术失败常见。生长抑制素类似物治疗有效。其他治疗失败后放射治疗仍可控制肿瘤。一篇综述报道了辅助放疗或单纯放疗治疗 27 例 TSH 型垂体腺瘤的结果，其中 2/3 的患者甲状腺素水平恢复正常。

（七）垂体腺癌

垂体腺癌来源于腺垂体细胞，但在显微镜下的表现不能清楚鉴别是否为恶性。因此对它的诊断基于临床表现。其发生罕见，在垂体肿瘤中占 0.2%，可见于蛛网膜下腔、脑实质或发生全身转移。多数垂体腺癌初次确诊为侵袭性大腺瘤，临床特点与垂体腺瘤相似，多数能分泌激素（大部分为 ACTH 或 PRL 型）。即使是采取积极的治疗，预后仍不佳，仅少数患者可获长期生存。

第八节　放射治疗技术

采用三维技术的、以影像学为基础的治疗计划是标准治疗，但在有些国家，以 CT 或 MRI 为基础的治疗受限，可根据颅底骨性解剖与垂体肿瘤的关系行二维治疗计划，给予中等剂量放疗。

一、常规放射治疗

根据所有诊断资料，包括 CT 和 MRI，结合临床检查和术中所见来确定肿瘤靶区。CT 模拟机既可以帮助确定治疗靶区，又能提供电子密度信息用于数字影像重建。综合 MRI 增强扫描和 CT 扫描可以更好地确定肿瘤的范围和视路（这里指视交叉或视神经）。大体肿瘤靶区（GTV）为垂体腺瘤，包括其侵犯的邻近解剖区域。因为现在 MRI 可清晰地显示肿瘤的范围，所以临床靶区（CTV）仅需在 GTV 外扩 5mm。侵袭性肿瘤如侵及蝶窦、海绵窦或其他颅内结构，应考虑适当扩大靶区边界，通常将整个鞍区和完整的海绵窦也包括在 CTV 内。构成计划靶区（PTV）最主要的要素是患者每日体位的变化。采用热塑性面罩可将其体位变化降至 3～4mm。通常总的 5mmPTV 边界是恰当的。

（1）模拟定位：在二维治疗计划中给予一个避开眼睛的前野或头顶野。患者取仰卧位，颈部弯曲，头部呈 45°角。此外，患者的头颈部通常在体中线，采用热塑性面罩固定。在二维计划中，在 X 线模拟机下以蝶鞍为中心给予照射野。三维模拟定位采用 CT 增强扫描，如需要可申请 T_1 加权薄层增强 MRI 扫描，根据 MRI 影像勾画靶区，而后行 CT 验证。正常结构的勾画应包括眼睛（晶状体）、视神经、视交叉、脑干和颞叶。

这里介绍了几种治疗技术。应避免采用水平对穿野照射，以降低颞叶受照剂量。简单的照射技术采用三个固定野照射，一个前野和两个侧野，后者加楔形板，或将前野改为头顶野以避开眼睛。也可采用外耳孔水平冠状面两个 110°弧旋转照射。典型的采用 30°楔形板和旋转弧。采用 5 个非共面照射野可解决复杂的治疗计划，使得照射野适形并能很好地保护正常组织。射线呈半球形分布，入射和出射野应避开眼睛。所有三维计划都应引入剂量-体积直方图（DVH）评估。

采用兆伏级光子治疗可有效保护周围正常组织，特别是颞叶。能量的选择取决于深度剂量和半

9

影宽度。平衡利弊后，6～10MV 更符合要求。

完成治疗计划后，应在常规模拟机或治疗机上获得初步验证平片，包括正交照相以验证等中心的平片和灌注铅挡块或多叶光栅的平片。治疗中应平片以验证摆位的精确性。

（2）剂量与分割方式：垂体腺瘤的剂量反应率取决于肿瘤类型。对于无功能性垂体腺瘤通常给予 45～50.4Gy，每日 1.8Gy，可达到肿瘤控制。功能性垂体腺瘤所需剂量要高，为 50.4～54Gy。

二、立体定向分次放射治疗（FSRT）

FSRT 的等剂量线分布更适形，紧包靶区，可提高局部控制。FSRT 包括规范的立体定向参考平面，非共面照射野和靶区剂量非均匀地增加。

（1）体位固定：FSRT 体位固定的目的是将患者体位误差降至 3mm 以内。可以采用物理的方法，如有创性 halo 环、带放射相机的牙托、各种无创性头部固定框架和热塑性面罩。也可通过影像引导技术达到要求的精度，如那些机械手直线加速器。

（2）定位：FSRT 是一种三维放疗方法。将患者固定（包括外置基准系统，选择的类型取决于治疗设备）后行增强 CT 薄层扫描（<2.0mm）。薄层 MRI（<2.0mm）扫描有助于靶区的确定，结合这些影像资料制订治疗计划。

（3）靶区确定：根据所有临床资料，主要是 MRI 来确定 GTV。对于不肯定的区域（例如难以区分肿瘤和术后改变，或不能确定海绵窦受侵的确切范围），请神经放射科医生参与，有助于靶区的确定。CTV 无须外扩边界。GTV 外扩至 PTV 的主要误差来自患者的体位变化。我们科采用可重复定位系统，只需外扩 2～3mm。正常结构的确定与常规放疗相同。

（4）治疗计划：计划的制订取决于治疗装置，包括有固定照射野、多个球形"射点"、动态适形弧和非等中心的机械手系统。在 McGill，我们更喜欢给予几个非共面照射野（通常为 5 个），这样即可达到适形的目的又可以保护正常组织，而且操作简单。

（5）处方剂量：FSRT 处方剂量尚无统一标准。FSRT 的处方剂量可反映其所使用的设备或放疗机构对该技术的预期值。例如，为保护正常组织采用等中心照射技术时，规定 90% 的等剂量曲线包括 PTV。其他试验组规定的边缘处方剂量相对低一些（80%～83%），因此更多采用剂量调强。所有垂体腺瘤均可采用等中心照射技术，给予剂量 50.4Gy，每日 1.8Gy，28 次完成。90%～95% 的等剂量线包括靶区更合理。

三、放射外科

肿瘤与视交叉之间的距离 <3～5mm，是放射外科的禁忌证。因此放射外科应选择患者，治疗方式包括各种直线加速器为基础的治疗技术和 γ 刀。采用合适的立体头部框架固定患者后行高分辨率影像扫描获取数据。γ 刀采用 MRI 扫描。以直线加速器为基础的放射外科采用立体定向 CT 扫描，有时也行高分辨率 MRI 扫描。γ 刀治疗时准直器产生的等剂量曲线（通常为 50%）应完全包括 GTV。直线加速器放射外科计划取决于其所使用的准直器：限光筒、多叶光栅或非等中心机械手系统。无论使用那种，视交叉的剂量应控制在 8～9Gy 以下。采用 γ 刀时需要定制单独的放射源挡块。需要多种适形指标来评价计划是否更好地覆盖肿瘤，但这些均不能取代轴位影像上等剂量曲线的细致检查，以保证视力不受损。肿瘤边缘的处方剂量为 12～20Gy（无功能性腺瘤），或 15～30Gy（功能性腺瘤）。

在放射外科治疗期间是否停止药物治疗尚有争论。一定要慎重考虑，在与内分泌医生协商后，才可在放射外科治疗前暂停药物治疗。如无特殊情况，可于放疗前行最终的基础激素高分泌功能的评估。

第九节 治疗的后遗症

垂体腺瘤常规放疗的急性并发症为乏力、照射区脱发和中耳炎（当照射野包含耳时）。

Noad 等回顾并比较了两组垂体腺瘤患者，一组行经蝶窦入路手术和放疗，另一组仅接受单纯经蝶窦手术。不考虑治疗的选择，均出现认知功能减退，放疗组减退更显著。Grattan-Smith 报道了神经精神科医生对 65 例垂体腺瘤患者的评价，发现患者的记忆和执行功能受损与放疗或手术无明显相关性，从而表明垂体和（或）下丘脑激素在记忆和行为通路方面具有调节作用。

治疗通常导致垂体功能减退。一般而言，显微外科手术导致垂体功能减退的风险最低，次之为根治性放疗，风险最高的为联合治疗。症状出现的时间与放疗的总剂量和单次分割剂量有关。GH 型腺瘤对放疗最敏感。

Brada 等研究了皇家玛尔斯丹医院在 1962—1986 年收治的 334 例接受手术和术后放疗的患者。33 例死于脑血管疾病，其相对风险为 8.04，而预期相对风险为 4.11。与没有进行手术或活检的患者相比，女性和进行减瘤手术的患者的脑血管死亡率更高。接受放疗时的年龄没有影响。这提示脑血管疾病死亡率上升的危险因素有垂体功能减退、放疗和手术范围。

常规分割放射治疗导致视路损伤的现象罕见。多数报道认为该损伤发生的原因是总剂量超过 50Gy 或每日分割剂量超过 2Gy。

单次放射外科治疗对视路的损伤取决于剂量。随着剂量不同，发生率有陡降的特点，剂量为 10～15Gy 时视神经病变发生率为 27%，超过 14Gy 时发生率为 78%，低于 10Gy 时则罕见。先前视路接受过外照射是显著的危险因素，必须加以考虑。不同于视路，穿过海绵窦的第Ⅲ和第Ⅵ对脑神经对高剂量的电离辐射耐受性较强。

Minniti 等报道了 426 例接受保守手术和外照射放疗患者的队列研究，结果显示继发脑肿瘤的风险增加。继发脑肿瘤（主要为脑膜瘤和高级别星形细胞瘤）的 20 年累积风险为 2.4%。而另一组在 St.Bartholomew 医院仅行兆伏级放疗的 332 例患者，中位随访 11 年未见过多的颅内恶性肿瘤。

最后，垂体腺瘤患者接受放疗后发生脑坏死的情况罕见，剂量为 45～50.4Gy 时发生的风险为 0.04%。

第二章 椎管肿瘤

脊髓和马尾肿瘤占整个中枢神经系统（CNS）肿瘤的4%，并且6%的CNS肿瘤发生于儿童。它们按照脊髓的保护区域分类。髓内病变起源于脊髓内物质。从组织病理学来说，脊髓内肿瘤包括神经胶质瘤（如星形细胞瘤）、室管膜瘤和少突神经胶质瘤。硬膜内的髓外肿瘤起源于结缔组织、血管或者是附近的纤维或马尾。常见的组织学包括室管膜瘤、神经鞘膜瘤、脑膜瘤、血管瘤。最后，一些肿瘤起源于硬膜外，尽管此处可能发生原发肿瘤，但它们通常是转移瘤。原发性硬膜外肿瘤可能起源于椎体，包括良性或恶性骨肿瘤。来自脊髓硬膜外的非转移瘤包括血管瘤、脂肪瘤、脑膜瘤、神经鞘膜瘤和淋巴瘤。

放射治疗是椎管原发和转移性肿瘤的一个重要治疗途径。本章的重点是原发性脊髓肿瘤的治疗。原发性硬膜外肿瘤的处理方式与其他部位肿瘤的处理方式类似。

第一节 脊髓的解剖

脊髓是一个细长圆柱，由相应的31对脊神经功能段构成：8对颈神经，12对胸神经，5对腰神经，5对骶神经和一个马尾。不同于大脑，脊髓的白质位于脊髓边缘并包绕着中央灰质。中央灰质含有感觉、运动和自主神经元的胞体。从横切面上来说，灰质是一个蝶形区域包括前角（控制运动）、侧角（在胸和上腰段）（控制自主神经功能）及后角（参与感觉）。白质包含传导大脑神经冲动的轴突。与脑内一样，脊髓白质的轴突具有一个由神经胶质细胞的细胞质扩展形成的髓鞘。施万细胞被覆于进出脊髓的脊神经表面形成髓鞘。脊髓被整合到躯体皮层的定位区域。脊髓侧角和前角的白质含有控制精细运动和深感觉的神经束，包括皮质脊髓束。脊髓小脑束负责传递从四肢到小脑的触觉和浅感觉。脊髓丘脑侧束位于脊髓的一侧，将交叉上行的痛觉神经纤维传送到丘脑。脊后索将四肢的精细触觉和位置觉传至大脑。由于系统组合，损伤脊髓将导致损伤部位的神经功能发生本质改变。

脊髓周围是脊膜，最里面的是软脊膜，它覆盖着脊髓和血管。这层从侧面形成20对齿状切带，与硬脊膜隔开。

在椎管内骨和脊髓之间，硬脊膜形成一个致密的纤维屏障。硬脊膜下端终止于第2骶椎，但仍然包裹终丝止于尾骨。蛛网膜在硬脊膜和软脊膜之间。

蛛网膜包围的蛛网膜下腔充满了脑脊液。蛛网膜下腔在蛛网膜和硬脊膜之间。在每个脊神经节和神经周围有一个蛛网膜下腔套。脑脊液压力取决于体位。平躺时，正常脑脊液的压力为70~200mmH$_2$O，站立时，会增加至100~300mmH$_2$O（测量腰椎）。脑脊液的总量通常为150mL，以每24小时300mL的速度更新。

脊柱生长的速度大于脊髓。到成年后，脊髓比脊柱短25cm，并且终止于L$_1$椎体。由于生长的差异，每对脊神经的出口水平通常高于相应椎体的水平。在成年，C_8 神经根在 C_6 椎体水平，T_6 神经根在 T_3 椎体水平，T_{12} 神经根在 T_9 椎体水平。所有腰神经均从 T_{10} 到 T_{12} 水平的脊髓发出，所有骶神经均从 L_1 水平的脊髓发出。腰下段、骶以及构成马尾的尾神经，在 L_1 椎体以下。脊髓末端变细，称为脊髓圆锥。它连着密集的细线部分称为终丝。

（1）椎管：椎体的后面和椎弓构成椎管。在腰和颈区是三角形状，脊髓活动最大，胸部椎管是圆的。

椎管与韧带相连，包括在其前壁的后纵韧带，在相邻椎体之间的黄韧带，以及棘突之间的棘间韧带。

（2）血液供应：两根后外侧动脉和一根前纵动脉，由通过椎间孔的根动脉形成，供应脊髓。椎动脉供应颈段和上胸段部分。中胸段由根动脉在大致 T_7 处提供血供，胸腰段由低处的胸根动脉供应。脊髓和脊柱的静脉引流更为广泛。硬膜内和硬膜外静脉丛相互流通，并与通过椎孔的椎间静脉相交通。

第二节 流行病学

原发性椎管内肿瘤占原发性中枢神经系统肿瘤的 4%～6%。原发性脊髓肿瘤相对少见，通常位于硬膜内。在成年人，将近 2/3 的硬膜内肿瘤位于髓外，通常是神经鞘膜瘤、脑膜瘤或室管膜瘤。另外 1/3 的硬膜内肿瘤位于髓内，最常见的是星形细胞瘤和室管膜瘤，其次是血液母细胞瘤和其他肿瘤类型。髓外神经鞘膜瘤和脑膜瘤是最常见的椎管内肿瘤，其次是髓内室管膜瘤和星形胶质细胞瘤。转移瘤常累及脊柱，可以侵及椎骨、硬膜外软组织，甚至脊髓本身。

原发性椎管内肿瘤在儿童中相对多见，并且 50% 以上的小儿患者年龄在 10 岁以下。在对 872 例患有椎管内肿瘤儿童的回顾性调查中，36% 为髓内肿瘤，27% 为髓外肿瘤，24% 为硬膜外肿瘤（13% 是未分类的）。近 75% 的小儿髓内肿瘤是星形细胞瘤或神经节神经胶质瘤，很少的是室管膜瘤。25% 的硬膜内髓外肿瘤是室管膜瘤，皮样瘤的发生率为 23%，畸胎为 16%，神经鞘膜瘤为 14%，脂肪瘤为 13%，脑膜瘤为 9%。在成年人，髓外神经鞘膜瘤和脑膜瘤是最常见的椎管内肿瘤，其次是髓内室管膜瘤和星形细胞瘤。

第三节 自然病程

大多数原发椎管肿瘤是良性的。尽管如此，但它们往往是导致严重残疾的原因，因为它们压迫或侵入脊髓和干扰神经功能。髓内肿瘤通过原位侵犯或囊性压迫产生神经损伤，而髓外病变通过压迫、牵拉，或扭曲脊髓或脊神经产生神经损伤。在一些患者原发性脊髓肿瘤可能局部发病，但在另外一些患者则可能侵及几乎整个脊髓。在一个报告中，73% 患脊髓肿瘤的儿童，其肿瘤生长从延髓或颈髓交界处扩展至脊髓圆锥。这些"全脊髓"肿瘤通常由实质性病变和相关囊性部分或空洞形成，从而显著延长了脊髓的长度。局部肿瘤进展是脊髓肿瘤治疗失败的主要类型。脑脊液播散也有可能发生，但是罕见。脊髓肿瘤患者死亡的主要原因是截瘫或四肢瘫痪的并发症，如呼吸道感染。由于中枢神经系统没有淋巴管，因此椎管内肿瘤不会侵袭淋巴结。同样，血源性传播也极为罕见。

第四节 临床表现

75%的患者有疼痛症状。疼痛往往局限于病灶，并且可能在患者出现神经症状之前存在很长一段时间。神经根受压引起神经根痛，可以判断出受累的神经根，并且表明传导是完好无损的。髓外肿瘤可引起该处硬脑膜肿胀伴严重疼痛，由于静脉性充血，平卧时疼痛会加剧。因此，夜间疼痛如剧。运动或 Valsalva 动作也有可能使疼痛加剧少数情况下，疼痛在一个或多个肢体上产生烧灼感。疼痛转为麻木为更严重的表现，表明脊神经或神经束传导在减退。

中枢神经系统损伤的其他症状包括虚弱（75%的患者），感觉变化（65%）和括约肌功能障碍（15%）。低度恶性肿瘤的症状持续时间一般比高度恶性肿瘤长。膀胱和肠道功能障碍的症状比较少见，除非肿瘤累及脊髓圆锥和终丝。

下肢无力往往表现为步态障碍。幼儿时，表现为行走困难，难以控制排尿、排便，或已学会的技能丧失。患颈部区域肿瘤的患儿可能会出现斜颈，但成人患者通常会主诉颈部疼痛和僵硬。

腰骶椎肿瘤表现为马尾神经根压迫综合征，患者可能会表现为不同部位的神经根痛，包括大腿前部（L_4）、侧面（L_5）或后部（S_1），相应症状为肌肉无力和随后的萎缩，累及的肌肉包括臀肌、腘旁腱或胫骨前的肌肉。可能出现鞍区麻木、踝反射消失（S_1），或足底（S_2）反应，并且可能发生阳痿和肛门或球海绵体反射消失。

第五节 诊断性检查

一、病史和体格检查

脊髓肿瘤的鉴别诊断可能包括脊髓空洞症、多发性硬化症、肌萎缩性侧索硬化症、糖尿病神经病变、病毒性脊髓炎或副肿瘤综合征。神经系统检查应侧重于测试运动、感觉功能以及反射。

虽然传导路径的特性可以使脊髓实际受压的水平面比感觉缺失的上端水平面高出几个节段，但皮肤感觉的水平面仍可确定。低于某一特定平面的疼痛、热、冷感觉的丧失表明侧方的脊髓丘脑通路损伤。姿势、步态、协调功能受损和振动感丧失表明脊髓小脑后束或后柱受损。

在损伤平面可能会发生肌无力以及腱反射消失。在损伤平面以下，在急性阶段可见到相同的征象，但在亚急性和慢性阶段可出现肌痉挛和腱反射亢进以及向上巴宾斯基足趾征。这些结果分别与上下运动神经元的受侵相一致。神经功能障碍的症状和体征可能是不对称的。在某些情况下，一个典型的脊髓截断综合征可能使损伤平面以下同侧运动功能和精细触觉丧失以及对侧痛、温觉消失。

在损伤平面以下，自主神经反射（如出汗）通常增加，如果颈椎损伤，则可能包括全身病变。压迫平面上出汗功能消失。泌尿系统和肠道功能障碍的发生通常迟于感觉和运动功能障碍。脊髓圆锥和终丝肿瘤的特征性表现为早期丧失膀胱功能、鞍区麻木和晚期疼痛。

二、影像学检查

椎管受压的X线平片表现包括椎弓根断裂、椎管前后径增大或者椎体后壁发生扇形变。总的来说，脊柱X线平片可以显示50%原发性椎管内肿瘤患者的异变。相比于成人，在儿童的X线平片上更易探查到改变。

髓外肿瘤可以看到钙化，特别是脑膜瘤，其次是神经鞘瘤。椎管内肿瘤也可能使脊柱侧弯或后突，特别是在儿童。

脊髓造影曾被用来检查脊髓和椎管，现在仅用于因为植入强磁材料而不能接受磁共振成像（MRI）检查的患者。在这种情况下，计算机断层（CT）扫描与脊髓造影结合将提供更好的空间分辨率。

（1）计算机断层扫描（CT）：CT在评价脊髓硬膜外病变时最有价值。对骨肿瘤或椎旁软组织肿瘤（如哑铃形肿瘤）可做增强CT扫描。神经鞘瘤可以扩大椎间孔或椎管，并且侵蚀骨质。脑膜瘤偶尔钙化。这两种肿瘤部分被脑脊液浸没，并且由于脊髓移位会产生髓外畸形。

（2）磁共振成像：在评价脊髓肿瘤时，磁共振成像已经取代脊髓造影和CT。矢状位和轴位图像提供了患者解剖的三维评价，并能帮助完成治疗计划。脑脊液、白质和灰质、骨骼和骨髓、脂肪和流动血液的各种信号特征都有助于该检查的解释。对于一些囊性肿瘤、血管病变或脂肪瘤，可根据其在T_1和T_2加权图像上的特征性信号，不用增强扫描即可诊断。静脉注射三胺五乙酸钆二甲醛葡胺（Gd-DTPA）通过增加髓内肿瘤的固体部分和鉴别它们周围的水肿或空腔提高了MRI的灵敏度。与低度恶性脑胶质瘤不同，几乎所有的脊髓神经胶质瘤（不论分级）均可使用Gd-DTPA增强。矢状位T_1加权图像通常沿着邻近囊肿对髓内肿瘤进行定位。在Gd-DTPA增强的T_1加权像上硬膜内-髓外病变也可显示增强。Gd-DTPA的应用增加了检测软脑膜转移瘤的灵敏度。

室管膜瘤或间变性室管膜瘤的患者应该行磁共振检查以排除颅内原发性肿瘤或脑脊液播散的可能性。

三、脑脊液检查

对于怀疑患有椎管内肿瘤的患者，在MRI检查之前不应做腰椎穿刺术。因为在肿瘤准确定位之前，由于脊髓肿瘤发生转移，症状可能加剧。通常脑脊液增加了蛋白质水平，并可能产生黄疸，特别是硬膜外压迫时，但在髓内病变和颈部压迫时，蛋白质会降低。

有室管膜瘤、间变性室管膜瘤或高度恶性胶质瘤的患者应该进行脑脊液细胞学检查。

四、组织学诊断

所有疑似脊髓和椎管原发肿瘤必须进行病理证实。如果原发恶性肿瘤被成功控制后发生第一次转移，应考虑行活检。在透视或CT引导下的经皮穿刺活检可能足以确诊转移性硬膜外肿瘤。对于事先缺少肿瘤诊断的脊髓压迫症患者，通过椎板切除术或前椎体切除术可进行外科减压，并能证实诊断和对神经功能缺损提供直接证据。极少数情况下，在缺少肿瘤诊断时，急诊放射治疗可以减轻脊髓压迫症，不过患者应该知道缺乏明确诊断的治疗后果，包括延误了对非恶性疾病的正确治疗。

第六节 病理分类

一、髓内肿瘤

大多数髓内肿瘤起源于神经胶质，星形细胞瘤和室管膜瘤占大多数。

星形细胞瘤是最常见的髓内肿瘤，占成人髓内肿瘤的40%～45%。在儿童，75%～90%的髓内肿瘤是星形细胞瘤，其中85%为低度恶性、纤维型或青少年纤维型星形细胞瘤。特别是后者，在中枢神经系统中，随着外科技术以及术中监测的进步，发现其具有非浸润性特征，这使得神经外科医生能够根治切除肿瘤。然而许多纤维型星形细胞瘤以及间变性星形细胞瘤和多形性恶性胶质瘤呈浸润生长，完全切除肿瘤会显著增加神经功能障碍的危险性。在这些病例中，也许只有次全切或活检才是安全的外科选择。<10%的儿科和25%的成人脊髓星形细胞瘤为恶性。

相较于室管膜瘤，星形细胞瘤更好发于颈、胸段。星形细胞瘤常与可在头端或尾端膨大至一定距离的包囊相关。此囊性成分的全脊髓星形细胞瘤可以导致神经功能缺失。

室管膜瘤起源于与脑室系统内衬细胞相似的神经胶质细胞。曾有几种组织类型的报道，包括：细胞型、上皮型、伸展细胞型、室管膜下瘤、黏液乳头型以及混合型。室管膜瘤常影响腰髓和马尾。几乎所有类型在组织学上都为良性，具有一个长期而无痛的自然进程。原发脊髓的间变性室管膜瘤极少见。头端肿瘤常为细胞型，而尾端肿瘤（包括马尾）则多为黏液乳头型。

近2/3的椎管室管膜瘤发生于腰骶部，40%发生在终丝。腰骶部多数硬膜内-髓外室管膜瘤为黏液乳头型，多可完全切除。但是很多情况下，肿瘤与马尾的神经根紧密相邻，很难完全切除整个肿瘤。完全切除肿瘤常需要分成小块切除。生物学上，细胞型比黏液乳头型更具侵袭性。但是黏液乳头型在肿瘤整体切除后仍可能会复发，因此，这类患者需要长期随访。

（1）血管畸形：许多血管肿瘤发生于脊髓，包括动静脉畸形、血管瘤、血管母细胞瘤。他们经常伴有von Hippel-Lindou疾病（视网膜血管瘤病），为良性肿瘤，通常界限清楚，常可以外科全切。

（2）硬膜内-髓外肿瘤：多数硬膜内-髓外肿瘤为脑膜、神经鞘瘤或黏液乳头型室管膜瘤。它们通常易于完全切除。

脑膜瘤通常为良性，有完整包膜，易于与脊髓分离。多数可完整切除，很少复发。它们可发生于硬膜内任何部位，但是研究发现近80%患者发生于胸椎。脑膜瘤在腰椎少见，在骶椎罕见。至少80%的脑膜瘤发生于40岁以上的女性。

施万细胞在周围神经绝缘和神经脉冲传导方面起重要作用。来源于施万细胞的神经鞘膜肿瘤曾被称为：神经纤维瘤、神经鞘瘤、神经瘤等。近来发现神经纤维瘤和神经鞘瘤之间有区别。尽管两种肿瘤均起源于施万细胞，但是大体、镜下及临床特征有助于鉴别两者。神经纤维瘤引起受累脊神经呈丛状生长，从而使该神经与肿瘤组织难以区分。与之相反，神经鞘瘤则呈球状，远离神经生长。丛状神经纤维瘤与神经纤维瘤病Ⅰ型相关，多个肿瘤的存在有助于确诊该遗传疾病。神经鞘膜瘤通常为单发，可以发生于任何节段的脊椎管。该肿瘤在颈椎、胸椎及腰椎的发生率相似，但是在骶椎少见；男女发病率相似；30～70岁为高发年龄段。尽管有10%～15%的肿瘤含有硬膜外成分，但是大多数肿瘤发生于硬膜内（因此被称为哑铃形肿瘤）。大多数神经鞘膜瘤为良性，边界清楚，外科手术可完整切除。极少见的恶性神经鞘膜瘤具有与软组织肉瘤相似的自然进程，也应采取相似的治疗。

（3）其他肿瘤：罕见的硬膜内-髓外肿瘤包括脂肪瘤、皮样囊肿及表皮样瘤。

皮样囊肿极少见，以至于很难统计其发病率。男性发病率略高，多发生于腰骶区。若不完全切除，易于复发。然而，皮样囊肿生长缓慢，产生明显的临床表现需要数年。

表皮样瘤好发于男性，20～50岁多见。可发生于各段椎管，通常为良性。若未完全切除，易于复发，但是复发通常很慢。

脂肪瘤可发生于髓内外，占椎管原发肿瘤的1%。通常好发于男性。某些脂肪瘤患者具有先天异常。小肿瘤通常可完全切除，而不留神经后遗症。

二、硬膜外肿瘤

大多数硬膜外肿瘤为转移瘤。许多原发骨和软组织肿瘤可能起源于硬膜外，侵及椎管。骨肿瘤包括骨肉瘤、软骨肉瘤、Ewing肉瘤及脊索瘤。软组织肿瘤包括软组织肉瘤（包括恶性神经鞘膜瘤、淋巴瘤和神经母细胞瘤）。

第七节 预后因素

原发椎管肿瘤患者最主要的预后因素有肿瘤的类型和分级、肿瘤的范围和位置、患者的年龄和是否出现神经功能改变。影响预后的治疗相关因子有肿瘤是否可切除和某些类型肿瘤是否给予放疗。许多因素为独立预后因素。例如，室管膜瘤最多见发生于远端椎管，相较于星形细胞瘤来说更易切除。一般而言，室管膜瘤患者比星形细胞瘤患者存活时间更长。

有研究报道，相对于有更多尾端肿瘤的患者，头端肿瘤患者具有更多神经症状，生存率相对差。Guisetti等指出有颈髓损伤的患者手术风险及并发症发生率更高，这使得完全切除该位置的肿瘤非常困难，有时不建议手术。在一组62位单患髓内室管膜瘤的患者中，具有高颈髓（C_5以上）症状的患者术后4/6死于呼吸窘迫综合征。在美国密苏里州华盛顿大学马林可研究所的实验中，Garcia报道了原发肿瘤位置是最重要的预后因素。这是因为上段脊髓与马尾神经相比，每个单位体积具有更重要和更多的功能，这充分解释了头端肿瘤脊髓损伤更严重，生存率更低的原因。弗吉尼亚医学院也报道，颈髓损伤的患者与其他位置损伤的患者相比，其预后更差。在马林可研究所和弗吉尼亚医学院的实验中，发生于头端或颈髓的肿瘤多为星形细胞瘤，而发生于马尾或尾椎、终丝的肿瘤多为室管膜瘤。对于低位椎管肿瘤患者来说，各种肿瘤的解剖学依赖性可能是一个好的预后因素。

病理分级较高的肿瘤有更高的致残率和死亡率。恶性星形细胞瘤患者的中位生存期少于6个月，很少有患者活过1年。大多数研究报道没有恶性星形细胞瘤成人患者存活。多达58%的恶性星形细胞瘤患者可以从X线片或尸检中看到肿瘤播散。在一个来自6个机构的研究中，Abdel-Wahab报道了在57例高度恶性星形细胞瘤患者中，肿瘤的播散率增加2倍。高度恶性星形细胞瘤患者的存活率也明显低于低度到中度恶性的患者。间变性室管膜瘤会增加复发率和死亡风险。

广泛累及脊髓的室管膜瘤的预后较差。Linstadt 等报道局部室管膜瘤患者的 10 年生存率为 93%，而播散患者的 10 年疾病生存率为 50%。广泛播散患者在术后和放疗后有 50% 的失败率，而无播散患者只有 20%（1～3 椎体部分）。在其他研究中，疾病范围并不是一个预后因素。最常累及马尾的黏液乳头型室管膜瘤的侵袭性不如其他室管膜瘤，但据报道它们可播散到脑脊液。包绕马尾的黏液乳头型肿瘤常可被整块切除，并且复发率非常低。播散或黏附肿瘤往往被部分切除，在术后有很高的局部复发率。

诊断时的神经功能是一项重要的临床预后因素。一般来说，症状越少以及就诊时神经功能越好，肿瘤被控制的可能性就越大，且伴有更少的长期神经后遗症。脊髓肿瘤患者的神经功能不良往往是由于疾病进展和长期延误诊断，而不是由于手术或放射治疗的影响。

总的说来，对于低度恶性星形细胞瘤，年龄越小，5 年或更长时间的无复发生存率越高。但在对来自 6 个研究机构的 126 例室管膜瘤患者的综合研究中，Abdel-Wahab 等报道，年龄每增加 10 岁，疾病进展的风险就会降低 27%。有关脊髓室管膜瘤的其他研究大多尚未报道年龄和预后的关系。

第八节 治疗

一、外科治疗

（1）硬膜内-髓外肿瘤：发生在此处肿瘤的治疗方法是尽可能手术切除，并尽可能保护神经功能。大多数良性神经鞘瘤和脑膜瘤可以通过标准椎板切除术的后路手术完全切除。经过满意的手术切除后，神经鞘膜瘤很少复发。与此相反，多达 15% 的脊髓脑膜瘤在全切除或近全切除后最晚 10 年复发。终丝室管膜瘤的部分切除可能很少伴有神经功能障碍，但是，这些患者复发的危险较高，辅助放射治疗具有价值。

对于儿童，不使用后椎板切除术，而进行后椎板切开术。更换椎管后面的骨成分可能较少造成严重的驼背，并能更好地保护脊髓。

（2）髓内肿瘤：95% 的髓内肿瘤是星形细胞瘤和室管膜瘤，手术是一项挑战。如果能够不损害神经功能，可选择完整的手术切除来治疗。在 1940 年 Greenwood 引入双极电凝镊之前，完全切除髓内肿瘤并保留神经功能是不可能的。显微外科技术以及最近使用的超声外科吸引器（刀）（CUSA）和二氧化碳激光器使髓内肿瘤的根治性切除术变得容易。

术中超声在外科治疗脊髓髓内肿瘤中已成为必不可少的工具。在脊柱后骨成分被清除后，使用实时成像工具来定位病灶，确定其程度和确定肿瘤为囊性或实性。超声检查使脊髓切开术的切口和肿瘤切除变得容易。超声波扫描可以帮助医生评估肿瘤切除过程和邻近囊肿引流的脊髓减压术。现代外科技术使完整切除室管膜瘤和星形细胞瘤变得更加容易。室管膜瘤比星形细胞瘤有更高的切除率。经中线脊髓切开治疗星形细胞瘤时切除从肿瘤内开始。切除应达到肿瘤与正常脊髓在颜色与质地上有明显不同时才停止。超声刀可从振动尖端的 1mm 内吸引组织碎片，可与邻近的重要神经组织立刻分离。二氧化碳激光器能够蒸发残余碎片，而几乎不会引起损伤。进展或放射治疗后复发的肿瘤切除更困难，这是因为肿瘤在这种情况下更具有浸润性或因辐射诱发脊髓发生变化。

如果脊髓肿瘤能够完全被切除，那么不必进行术后治疗，因为局部复发率低，预后良好。复发患者的肿瘤生长往往是缓慢的，可以进行再切除。对于儿童，推迟应用辅助放射治疗尤为重要，因为放疗影响椎体生长。Constantini 等在 Beth 以色列医疗中心进行了最新研究。纳入 164 例年龄<21 岁的患者，分别有 77% 的患者行全切术，20% 的患者行次全切除术。与术前相比，3 个月神经功能 60% 为稳定，16% 得到改善，24% 恶化。低度恶性和高度恶性肿瘤的 5 年无进展生存率分别为 78% 和 30%。

如果手术完全切除会影响神经功能，应进行次全切除术。往往次全切除术足够缓解髓内肿瘤所造成的神经系统功能紊乱。在许多肿瘤不全切除的病例中，术后放射治疗可以防止或延迟肿瘤生长。术后放射治疗必须权衡可能发生的后遗症。由于许多肿瘤增长缓慢，初始放射治疗有时可推迟到肿瘤再生长时。

二、化疗

为了延迟或避免放射治疗对儿童的有害影响，有些人提倡对此类患者使用化疗。尽管有效和无毒疗法对于脊髓肿瘤有重要的作用，已经被广泛接受，但是化疗对于室管膜瘤或者低度恶性星形细胞瘤没有确定价值。

有两个前瞻性的合作组试验，其中入组了患有原发性脊髓星形细胞瘤的儿童。在一个由法国儿科肿瘤学会进行的临床试验中，对 8 个患有不可切除或复发性的髓内低度恶性胶质瘤儿童进行为期 16 个月的卡铂、甲基苄肼、长春新碱、环磷酰胺、依托泊苷和顺铂治疗。7 例患者在化疗后临床和影像学有反应。随访 16～59 个月，5 例患者无疾病进展。在儿童癌症组织的 945 试验中，13 名患有高度恶性星形细胞脊髓瘤的儿童在放疗前接受两个周期的"每天 8 药"的化疗，之后再进行 8 个周期这样的治疗。在 5 年内，46% 的儿童没有进展，54% 的儿童存活。因此，学者认为强度更高的治疗是有必要的。高度恶性脊髓神经胶质瘤的患者仍然是后续调查的优先对象。患有高度恶性脊髓星形细胞瘤的儿童目前正被纳入到儿童肿瘤组织进行的一项临床试验，该试验采用替莫唑胺和洛莫司汀化疗联合放疗治疗高度恶性胶质瘤。

三、放射治疗

放射治疗不适用于已经完全切除的髓内室管膜瘤和星形细胞瘤患者，他们预后良好，不需要额外的治疗。对于没有完全切除肿瘤的患者，为了提供长期控制和改善生存，应当考虑辅助放射治疗。未控制的局部肿瘤是脊髓神经胶质瘤患者死亡的主要原因。

然而，在临床中术后应进行密切随访，当肿瘤进展或复发时可考虑再次手术和（或）放疗。例如，儿童在青春期增长高峰之前采用放射治疗有很大风险，辐射诱发骨生长延迟，引起脊柱后凸或者身材矮小，尤其影响其坐高。这种辐射引起的畸形在那些脊椎有广泛肿瘤或全部受累的患者中更严重。在这些年幼儿童中，如果次全切除后他们的神经功能良好或者有所改善，则可进行密切随访。大多数儿童脊髓肿瘤不是低度恶性星形细胞瘤就是分化良好的室管膜瘤，肿瘤的生长速度很低。在复发或肿瘤进展时进行放射治疗可以使孩子在几年内正常成长。即使在复发的时候患者仍然可行再次切除。如果这样可以实现最小的损伤，那么患者可以直到逐步出现神经体征或症状或影像学证实无法手术时再进行辅助治疗。

与此相反，有证据支持对室管膜瘤不完全或部分切除的患者进行术后放射治疗。Guidetti 等首先报道了 1 例不完全切除室管膜瘤的患者接受放射治疗后的有益结果。有些放射治疗研究已经表明，照射剂量越大对于室管膜瘤患者有越好的肿瘤控制。Shaw 等报道接受＜50Gy 的患者的失败率为 35%，而接受＞50Gy 的患者的失败率仅为 20%。

对脊髓星形细胞肿瘤次全切除后常规应用辅助放疗的资料还不完全。长期的生存和这些肿瘤的缓慢增长很难证明放射治疗有益。在多个机构的研究中，Abdel-Wahab 等报道辐射显著改善 40 例低度和中度恶性星形细胞瘤患者的无进展生存期。大多数医生认为，在次全切除的大脑星形细胞瘤的治疗中，放射治疗的有利作用表明这些肿瘤对辐射敏感。然而，脊髓对射线更加敏感，在达到或超过耐受的照射剂量时，局部复发是导致治疗失败的主要类型。这种失败导致当肿瘤恶性程度过高以至于没有有效的治疗能达到功能恢复时，很多研究者应用超出脊髓耐受程度的剂量来治疗脊髓肿瘤。在这些少数放射索带切除术的病例中，尽管有些患者永久残疾，但是他们疾病已经得到控制。虽然在放疗后肿瘤进展的情况下可考虑该方法，但是对于从来没有经过照射或具有良好神经功能的患者来说并不是可取的办法。

Abdel-Wahab 等报道了来自 6 个研究机构的 242 例患者的结果，只有 183 例在随访时有足够的治疗数据。126 例室管膜瘤患者 5 年、10 年和 15 年的生存率分别为 91%、84%和 75%。完全切除和年龄的上升对患者的生存期有积极的影响。辐射、非白人种族、较小的年龄、高度恶性肿瘤和不完全切除都影响室管膜肿瘤患者的无进展生存期。接受放射治疗的患者可能有其他的不利因素，导致他们比没有接受术后辅助治疗的患者有更高的疾病进展发生率，在多变量分析中只有年龄是无进展生存的重要因素。在 57 例脊髓星形细胞瘤患者中，5 年、10 年和 15 年的生存率分别为 59%、53%和 32%。在多变量分析中，肿瘤恶性度对于整体生存率具有重要影响。星形细胞瘤患者 5 年、10 年和 15 年的无进展生存率分别为 42%、29%和 15%。术后放射治疗显著降低了低度和中度恶性肿瘤进展的风险。

已经完全切除的所有星形细胞瘤或室管膜瘤患者在没有额外治疗的情况下有很好的局部控制率。通过部分切除方式完全切除马尾室管膜瘤的患者有局部的失败率，为 20%～43%。部分切除联合放疗的马尾室管膜瘤患者的局部复发率与全切除患者的局部复发率相等。

Nadkarni 和 Rekate 回顾了已发表的有关外科手术和辅助疗法治疗脊髓髓内胶质瘤患者的文献。不存在任何Ⅰ类（随机对照）脊髓肿瘤的数据，多数公布的数据归为Ⅱ类（对比两个确定组的回顾性或前瞻性研究）或者Ⅲ类（其他）。

（一）放射治疗技术

（1）靶区：一般推荐上下放射野边界包含由脊髓造影确定的肿瘤的上方和下方的两个椎体。目前，低度恶性星形细胞瘤或室管膜瘤在 MRI 上更准确地定义为，由术前肿瘤组成的大体肿瘤体积（GTV）加上 0.5～1cm 的临床靶体积（CTV）边缘。CTV 应包括术前肿瘤加上任何相关的肿瘤囊肿。除非 X 线片或手术证明肿瘤扩展到这些区域，否则，延伸到原发肿瘤上或下的髓内空洞是没有必要的。Merchant 等描述了儿童高度恶性胶质瘤经放射治疗后不久发生播散的情况，这表明肿瘤没有被完全包括在照射区域内,证实高度恶性星形细胞瘤或间变性室管膜需要1.5cm的更大的CTV边界。若怀疑肿瘤扩展,临床靶区应包括椎间孔。

对于累及圆锥的黏液乳头状室管膜瘤,CTV应分别向GTV上下外放1.5cm。如果涉及马尾,CTV应扩大到包括整个神经根周围鞘,特别在骶髂关节水平更应适当扩大,以确保神经根鞘完全包括在照射野内。不完全包括神经鞘会增加治疗失败率。

全脑全脊髓照射在治疗脊髓肿瘤中通常不是必需的,大多数肿瘤是局部复发。然而,沿神经轴播散可以在间变性室管膜瘤、恶性胶质瘤和黏液乳头型室管膜瘤的患者中看到,在这种情况下可以考虑全脑全脊髓照射。

(2)技术:椎管的原发性肿瘤很容易直接通过后野治疗。后野宽度应当包括椎管外放1~1.5cm。幼龄患者可以考虑使用5cm小野。一些腰部肿瘤,包括马尾肿瘤,因为腰椎前凸以及躯干中线的椎管位置较深,可能需要前后对穿照射。其他治疗椎管内肿瘤的技术已经描述过了,当躯干前中线结构的剂量过高时应当考虑。仅累及颈椎的肿瘤应使用对穿侧野,以避免咽部和口腔偶然的照射。同样,累及胸部和腰椎椎管的肿瘤可以通过使用2个带楔形板的侧野、配合1个后野取得比较好的剂量分布。尽管楔形野计划更为复杂,但可以使脊柱前中线结构的累积辐射剂量较低。皮下组织的高剂量在单一后前野照射时也要避免。在躯干,应避免使用配对侧斜野以免肺部或肾脏剂量过多,单一后前野技术或结合侧斜野可能是更好的办法。在女性患者中需要对腰骶椎的马神经瘤进行治疗时,侧野技术可以用来避免出射照射对卵巢和子宫的辐射。这些部位可能需要楔形板以使剂量分布均匀。在应用这一技术时,应该小心以避免对处于L_1到L_3之间的肾脏的照射。手臂应当适当放置,以避免从侧面进出的照射。

皮肤表面到脊椎的深度可由CT或MRI决定,这个深度用于处方剂量的给予。这个深度还可以通过在模拟机上获得脊柱的一个侧面X线片来确定,在皮肤表面使用一条电线用它测量到脊柱后面的距离,采用椎体的放大系数成像。

如果脊髓的大部分被照到,就有必要在多点计算脊髓剂量,因为脊柱的曲率和脊髓的深度不同且在中心光束以上和以下源-皮肤距离不同。应使用CT和MRI扫描的横位和矢状位治疗计划。矢状位治疗计划可以从带有中线皮肤线的一个侧面脊柱X线片和该片放大倍数的记录卡做准备。同样,矢状重建或MRI扫描可用于规划目的。

治疗计划应提供均匀的剂量分布。对于一些颈椎的小病变,4~6MV的射束能量可实现光子剂量均匀分布在侧野领域。使用后野照射治疗胸椎和腰椎病变时,往往需要结合低能量(4~6MV)和高能量(18~25MV)光子以实现剂量均匀分布。应考虑对于到达前解剖结构的出口剂量的关注,因为它可以对抗靶体积内剂量的不均匀性。水平对穿前后野或成对楔形野可均匀分布低至4MV或6MV的剂量。有人建议,适形或强度调控放射治疗(IMRT)方法可能减少放射治疗后的一些迟发反应的风险。如果要将IMRT用于椎管肿瘤,则接受低到中等剂量的正常组织的体积需要仔细评估。调强放疗可能提供一个整体剂量,对胸部或腹部的放射敏感结构有临床效果。

(3)辐射剂量:髓内室管膜瘤和星形细胞瘤照射的总剂量应为50.4Gy,每天分割剂量1.8Gy。虽然高度恶性星形细胞瘤有较大靶体积,但为了避免剂量超过50.4Gy时有较高的并发症风险,剂量应与低度恶性肿瘤的一样。

（二）放射治疗的结果

累及椎管的各种肿瘤的不同自然病史和不均一性使得对治疗结果的分析变得复杂。此外，因为单一肿瘤类型患者的数量少，所以甚至对较常见的肿瘤的治疗经验也不多。许多研究跨越了几十年，在这段时间里，影像技术、外科手术和放射治疗发生了巨大的变化。对于外科手术，术中采用了手术显微镜、CUSA 术中超声、激光电凝和诱发电位监测等完全切除了许多低度恶性星形细胞瘤和室管膜瘤，且降低了手术风险。放射治疗在过去几十年里不断进步。更好地应用成像技术，如磁共振，改善了治疗准确性。兆伏级直线加速器改善了放射剂量分布，降低了后遗症的发生率。其中导致脊髓肿瘤患者预后改善的最重要因素之一就是我们对各种手术操作后肿瘤自然病程的更进一步认识。现在，我们可以更好地选择那些最有可能受益于放射治疗和避免或推迟使用放疗的患者。

（1）髓内肿瘤：自 1990 年以来，原发性脊髓星形细胞瘤患者的 5 年、10 年生存率分别为 57%～100%和 40%～75%。在 6 个联合机构的研究中，5 年和 10 年总生存率分别为 50%和 53%。在 57 例星形细胞瘤患者中有 24 人死亡。在死亡的 24 例中，5 人死于单纯手术，19 人死于放射治疗。19 人中 2 人接受完整切除，9 人经部分切除和 8 人仅行活检。

在同一时期内，原发性脊髓室管膜瘤患者的 5 年和 10 年总体生存率分别为 66%～100%和 62%～91%。在同一多机构研究中 Abdel-Wahab 等报道称，5 年和 10 年总生存率分别为 91%和 84%。在 126 例室管膜瘤的患者中，15 人死亡。3 个死亡病例为单独手术组（共 64 人）。接受术后放疗的 62 位患者中有 12 人死亡。这些患者中只有一位完全切除，8 人部分切除和 3 人仅行活检。

（2）硬膜内-髓外肿瘤：多数硬膜内-髓外肿瘤患者预后良好，在切除以后很少复发。然而，次全切除脑膜瘤手术后可能复发。一些研究人员已提出了在这种情况下术后放射治疗的益处，因为报道称颅内表现为相同组织类型的患者有良好的预后。放射治疗对经次全切除或部分切除的室管膜瘤患者有益。没有数据支持对神经鞘膜瘤、血管畸形、脂肪瘤、血管瘤、畸胎瘤和皮样囊肿的患者常规应用放疗。

（三）放射治疗后遗症

（1）脊髓耐受性：在放射治疗后 2～6 个月会出现可逆的脊髓损伤。典型的如 L'Hermitte 征，这种疾病的特征是当颈部过度前屈时出现异常针刺样疼痛，并自颈部沿脊柱放射至手和足。据报道，这一表现与所治脊髓节段的短暂脱髓鞘有关。这种综合征通常持续几个星期，但一般不需要治疗。这和慢性进展性脊髓炎无关。

慢性的、渐进的或延迟脊髓病变可能在放射治疗后几个月到几年间出现。慢性脊髓病变的潜伏期已经有报道，发病高峰在 13 和 29 个月时。早期的峰值可能符合脑白质损伤以后的脱髓鞘改变，后期峰值可能符合微血管的损伤。永久性脊髓病变的特点是逐步出现运动障碍、感觉异常、痛觉或温度感觉丧失。患者最终失去对直肠和膀胱的控制，感觉和运动功能完全丧失。脊髓半切综合征或完全横断均可能发生。放射性脊髓病的诊断要求接受照射节段的神经系统出现明显的定位体征，同时要排除其他原因。MRI 检查可帮助诊断，早期延迟相常可以发现脊髓水肿。症状多在 8 个月左右出现，在 T_1 加权图像上可能显示为低信号，在 T_2 图像上显示高信号。使用 Gd-DTPA 可使病变强化。患者晚期可能出现脊髓萎缩症。

慢性进行性脊髓病变的发生取决于照射总剂量、分次多少、照射体积和部位。一般，放射肿瘤学家限制脊髓的剂量为 45~50Gy，每天 1.8~2.0Gy。这些数据来自高度选择损伤敏感人群的不精确的剂量估算。最近，已经有大量的经过系统和可靠方法处理的数据。Marcus and Million 分析了对 1112 例患者的头部和颈部应用＞30Gy 剂量的结果。发现只有两位在接受＜50Gy 的照射后出现脊髓病变。他们认为，在接受＜50Gy 照射的患者中发生脊髓病变存在特殊性。这些接受常规分割 50Gy 剂量照射的脊髓病变的实际发病率＜0.2%~0.5%，若接受 60Gy 的剂量照射则为 1%~5%。造成脊髓损伤的发病率为 50% 时的剂量范围为 68~73Gy。在放射效应的二次线性模型中，脊髓的 α/β 值取 2 比较符合放射性脊髓病变的临床观察结果。随着每分次剂量的增加，最大耐受剂量将减少。颈髓比胸腰椎脊髓可能会耐受稍高剂量的照射。

治疗脊髓肿瘤时，放射肿瘤医师必须权衡放疗可能造成的脊髓损伤和肿瘤进展造成的严重神经功能障碍。实际上，在放射治疗脊髓肿瘤后，很难确定逐步进展的神经症状是由肿瘤进展引起还是照射诱发的脊髓病变。

（2）对儿童的晚期影响：对儿童原发椎管肿瘤的诊断和治疗要给予特别的关注，因为在儿童中因治疗引起的发病率在增加。儿童和青少年的脊髓对照射耐受性比较低。

对儿童的脊柱进行放射治疗有可能造成脊柱畸形（如脊柱侧弯或后凸），因为椎体骨骺的损伤以及软组织纤维化和挛缩可推迟骨骼的生长。其他器官可能会受到大剂量照射，如甲状腺、心脏、肠和卵巢。如上所述，在照射技术上，要尽可能减少对这些器官的照射剂量。对儿童患者应长期随访，以监测放射诱导的任何后遗症的发生。

儿童发生手术并发症的风险比成人更大。广泛椎板切除可引起严重的脊柱后凸畸形和脊柱侧弯，这种并发症在青春期发育阶段更严重。当病变累及更高的椎体水平或多个椎体，或放射治疗后，脊柱畸形就更为严重。成骨的椎板切开术有可能降低脊柱畸形的危险性。一些重建手术对防止重大损伤是很有必要的。所以，对于儿童患者，神经外科医生和小儿骨科医生应密切随访，以确保早期治疗骨骼畸形。在某些情况下，严重脊椎后凸可能造成脊髓压迫和脊髓病变。

第三章 胃癌

第一节 局部解剖

胃起于胃食管连接处，终于幽门，共分为 3 个部分。上端为胃底（贲门）。位于小弯的胃角切迹将胃的其余部分分为胃体和胃窦（幽门）。胃前壁被覆大网膜。左侧及上方与横膈接邻。鉴于胃食管交界处癌发生率逐渐增加，因此，需要强调胃食管连接处的近端大部分并无或少量脏层腹膜覆盖。这个区域的切缘阳性就是"真正的"切缘阳性了，而在胃的其他部分，除非肿瘤与邻近组织或器官粘连，否则其切缘阳性是指游离的浆膜的切缘。胃前壁右侧与肝左叶和腹前壁相邻。胃后壁被小网膜或网膜囊覆盖。胃毗邻很多脏器；从上到下分别为脾、左肾上腺、左肾上部、胰腺前部和横结肠。肝胃韧带或小网膜与胃小弯连接，其内包括胃左动脉和肝动脉的胃右动脉分支。

胃的血供来源于腹腔干。腹腔干有 3 个分支：胃左动脉分布于胃的上右部；肝总动脉分别发出胃右动脉供应胃的下右部和胃网膜右动脉供应胃大弯的下部；脾动脉发出胃网膜左动脉和胃短动脉分布于胃大弯上部和胃底。这些血管的变异并不少见。75％的患者腹腔干起源处在 T_{12} 或以下，25％则在 L_1 水平或以上。胃的淋巴引流方向同其动脉走行。尽管大部分淋巴最终回流至腹腔淋巴结区域，但还有其他淋巴回流区域，包括脾门组、胰上组、肝门组和胃十二指肠组。

第二节 流行病学及播散方式

一、流行病学

2006 年，美国有 22286 人罹患胃癌，11430 人死于胃癌。在过去的 60 年里，西方国家无论男性还是女性的胃癌发生率均有所下降。下降的原因还不清楚。虽然胃癌总发生率的下降是个令人鼓舞的消息，但在过去的 20 年里，特别是在男性白人中，近端胃癌或胃食管交界处癌的发生率还是呈稳步快速增长的。

发生胃癌的危险因素包括经常食用腌制、熏制食品，缺乏水果、蔬菜的摄入，社会经济地位低下以及不能及时冷藏未食用完的食物等。恶性贫血患者中有 5％～10％将会发生恶性肿瘤，这与胃癌的发生息息相关。因良性病变而接受胃大部切除术的患者，在术后 15～40 年有 2％～5％将发生继发性的胃恶性肿瘤。目前比较清楚的是，绒毛状腺瘤是癌前病变；而增生性或错构瘤性息肉虽然发生率较高，但大部分为良性。虽然因胃溃疡而接受胃远端切除术后 15～20 年内患胃癌的风险可能增加 1.5～3 倍，但在本质上，胃溃疡本身并不是患胃癌的危险因素。幽门螺旋杆菌感染将使胃的患病风险增加 3～6 倍，并且似乎仅限于远端胃癌和肠型胃癌。即使幽门螺旋杆菌感染与胃癌发生之间的最新研究可能为我们发现胃癌的发病机制提供帮助，但也仅有小部分感染者罹患胃癌，所以对感染者进行筛查或抗幽门螺旋杆菌治疗是否将对胃癌产生影响,目前还不得而知。

二、播散方式

胃癌可以直接侵至网膜、胰腺、横膈、横结肠或横结肠系膜和十二指肠。当肿瘤穿透胃壁侵至浆膜面时,就会发生腹腔内的种植转移。

由于胃黏膜下层和浆膜下层的淋巴引流极丰富,一些镜下微小病灶和亚临床病灶容易通过实体瘤表面播散。食管的黏膜下血管丛和十二指肠的浆膜下血管丛亦较丰富,使得胃癌向近端和远端的转移成为可能。

由于胃及胃周的淋巴引流非常丰富,术中进行彻底的淋巴结清除难度很大。淋巴首先引流至胃小弯和胃大弯(也称胃周和胃网膜淋巴结),但也同时会引流至腹腔干周围淋巴结(包括肝门区、脾区、胰腺上区和胰十二指肠淋巴结区)、腹主动脉旁淋巴结和远端食管周围淋巴结。

胃的静脉主要通过门脉系统回流至肝脏。肝转移在首诊患者中的发生率为30%,包括血行转移和原发肿瘤的直接侵犯。

第三节 临床表现及诊断性检查

一、临床表现

胃癌患者最常见的临床症状是食欲不振、腹部不适、体重下降、贫血引发的乏力、恶心、呕吐和柏油样便等。40%的患者症状持续时间不超过3个月,20%长于1年。进展期胃癌体检可发现腹部肿物(上腹部肿物或肿大的肝脏),可触及左侧锁骨上淋巴结或直肠窝处肿物(腹膜种植)。

二、诊断性检查

胃肠道造影和内镜检查通常可以确诊胃癌。气钡双重对比造影可以发现局限于胃壁黏膜层的小病变。内镜可通过直视肿瘤形态、细胞学和活检病理确诊90%以上的外生型肿瘤,但浸润型的(皮革胃)、<3cm 的病变或贲门肿物较难通过胃镜确诊。术前的内镜超声是确定肿瘤浸润深度最准确的方法(胃壁内与胃壁外对比),但它较难准确发现区域淋巴结转移。目前一些医疗机构在内镜超声检查的同时会对可疑淋巴结进行针吸活检。

腹部 CT 扫描有助于诊断胃癌侵犯的范围,并可提示肿瘤是否已经侵犯至不可手术切除的组织结构,但在诊断较小的腹腔淋巴结转移及腹膜种植转移方面意义不大。通过胸部 X 线片、肝功能检查和 CT 检查可明确是否有远地转移。CT 可以为需要放疗的患者提供确切的肿瘤位置。当近端胃癌侵犯食管时,应行胸部 CT 检查以排除纵隔淋巴结转移或肺转移。

螺旋 CT 对发现较小的转移淋巴结比传统 CT 更有优势,而转移淋巴结的确诊对于胃癌患者的分期尤为重要。一家研究机构对 58 名胃癌患者进行了淋巴结切除。在切除的 1082 枚淋巴结中,发现了 138 枚转移。术前螺旋 CT 可发现直径 1~4mm 的 649 枚淋巴结中的 1.1%、直径 5~9mm 的 355 枚淋巴结中的 45.1%以及直径>9mm 的淋巴结中的 72%,而对于直径 5mm 以上的淋巴结,螺旋 CT 诊断转移淋巴结的敏感性大于非转移淋巴结(分别为 75.2%和 41.8%)。

腹腔镜在胃癌分期诊断中的价值仍在研究中。在一项研究中,71 例胃癌经 CT 诊断为可手术切除，其中69例进行了腹腔镜手术。在这69人中，41人接受了腹腔镜下的胃癌根治性手术，但实际上只有38人为事实上的根治切除。病理结果表明3人有肝转移，而他们的术前CT为阴性，其中1人在腹腔镜手术时发现。17例患者中的16例通过腹腔镜手术确诊腹膜转移（避免了12例剖腹探查术，17%）。将CT和腹腔镜结合对胃癌进行分期，对根治性手术切除率的预测可达到93%。

通过一些准确的术前分期可以更好地制订胃癌患者的治疗方案，特别是对肿瘤浸润深度（T分期）和淋巴结转移范围（N分期）的诊断。一项前瞻性研究对108名患者分别评估了胃镜超声、CT和手术对于T、N分期的准确性。T分期在胃镜超声、CT和手术中的准确率分别为43%、86%和56%。N_1及N_2分期在CT、胃镜超声和手术中的准确率分别为51%、74%和54%。CT用于进展期胃癌的诊断更准确。总体来说，CT对于T分期的诊断有些过度，而对N分期的诊断又有些不足。胃镜超声虽然对N分期也存在分期不足的情况，但对于T分期各期都显示了较高且较相似的准确率。手术对全部N分期的评估准确性相似，但可能存在过度诊断T分期和对N分期的诊断不足的现象。

有报告曾分析了预先通过骨髓针吸活检来预测根治性手术时骨髓受累的潜在可能性，此试验是用单克隆抗体CK-2标记骨髓内细胞角蛋白的第18组分，而此组分仅为播散的上皮癌细胞所有。在180名患者中，53%结果为阳性。这个结果与病理T分期（$P=0.07$）和Borrmann分期相关（$P=0.02$）。骨髓内的肿瘤细胞内容物含量与总生存率和无病生存率显著相关（分别为$P=0.04$和$P<0.007$）。多因素分析表明，对于分期为T_1和T_2（$P=0.004$）、肠型胃癌（$P<0.008$）和淋巴结阴性（$P=0.004$）的患者，骨髓转移是无病生存率的独立预后因素。

第四节 病理学及分期

一、病理学

90%～95%的胃恶性肿瘤为腺癌。第二位为淋巴瘤，而且通常是组织学类型不良的淋巴瘤。其他较少见的病理类型分别为平滑肌肉瘤（2%）、类癌（1%）、腺棘皮癌（1%）和鳞癌（1%）。

近几十年来，美国人胃癌原发肿瘤的部位出现了变化，胃近端肿瘤的诊断越来越多见。虽然最常见的仍然是胃窦/远端胃癌（40%），但最少见的变成了胃体癌（25%）而不是近端胃癌，介于二者之间的是近端胃癌和胃食管交界处癌（35%）。许多研究者已报道了贲门癌的发病正逐渐增多。贲门癌有不同的流行病学因素，表现出不同的生物学行为，并且预后较其他部位的胃癌更差。

胃癌还可按Borrmann分型分为5型。Ⅰ型为息肉状或菜花型肿物；Ⅱ型为局限溃疡型伴周边环形堤隆起；Ⅲ型为胃壁浸润溃疡型；Ⅳ型为弥漫浸润型（皮革胃）；Ⅴ型为未分型。

二、分期

当前使用的TNM分期有胃癌的原发灶，淋巴结合转移灶分期和胃癌分期。Astler-Coller分期系统更好地描述了肿瘤沿胃壁向外浸润的情况（如T3包括任何程度的浆膜以外的侵犯），而TNM分期则对于淋巴结侵犯范围和胃壁内浸润有更好的描述。两种分期如下。

1. 胃癌的原发灶，淋巴结和转移灶分期

0期：$TisN_0M_0$。

Ⅰa 期：$T_1N_0M_0$

Ⅰb 期：$T_1N_1M_0$；$T_2N_0M_0$。

Ⅱ 期：$T_1N_2M_0$；$T_2N_1M_0$；$T_3N_0M_0$。

Ⅲa 期：$T_2N_2M_0$；$T_3N_1M_0$；$T_4N_0M_0$。

Ⅲb 期：$T_3N_2M_0$；$T_4N_1M_0$。

Ⅳ 期：$T_4N_2M_0$；$T_{1\sim3}N_3M_0$；$T_4N_{2\sim3}M_0$；任何 T，任何 N，M_1。

胃癌的原发灶、淋巴结和转移灶（TNM）分期定义如下。Tis：原位癌，上皮内肿瘤未侵犯固有膜。T_1：肿瘤侵犯固有膜和黏膜下层。T_2：肿瘤侵犯肌层或浆膜下层。T_3：肿瘤穿透浆膜（脏层腹膜），未侵及邻近结构。T_4：肿瘤侵及邻近结构。N_0：无区域淋巴结转移。N_1：有 1～6 个区域淋巴结转移。N_2：有 7～15 个区域淋巴结转移。M_0：无远地转移。M_1：有远地转移。

2. 胃癌分期

A 期：T_1N_0。无淋巴结转移；肿瘤局限于黏膜层。

B1 期：T_2N_0。无淋巴结转移；肿瘤突破黏膜层但局限于胃壁内。

B2 期：T_3N_0。无淋巴结转移；肿瘤侵犯全部胃壁（包括浆膜）。

B3 期：T_4N_0。无淋巴结转移；穿透胃壁，粘连或侵入邻近组织或器官。

C1 期：$Tis\sim2N_{1\sim3}$。有淋巴结转移；肿瘤局限于胃壁。

C2 期：$T_3N_{1\sim3}$。有淋巴结转移；肿瘤侵犯全部胃壁（包括浆膜）。

C3 期：$T_4N_{1\sim3}$。有淋巴结转移；穿透胃壁，粘连或侵入邻近组织或器官。

第五节 治疗

一、治疗原则

（一）手术

如果病变局限于黏膜层，则手术有很高的治愈率，但在美国，这种早期病变的发生率低于 5%。1955 和 1956 年，日本胃癌患者黏膜或黏膜下病变的比例仅占 3.8%，而到了 1966 年，由于普查的实施，这个数字已上升到 34.5%，相应的生存率达到 90.9%。

初诊时，以根治为目的的手术或姑息性手术切除的比例大概占 50%～60%。而实际上根治手术切除率仅有 25%～40%。

还没有前瞻性的随机研究确定一种合适的手术方式。目前对于原发于胃体和胃窦的肿瘤，主要实施根治性胃大部切除术。胃大部切除术需要切除 80% 的胃，同时清扫包含淋巴结的部分周围组织，即小网膜和大网膜以及十二指肠的第一部分。如果肿瘤较大或肿瘤靠近胃的近端则需要进行全胃切除。如果胃大部切除术能够做到足够的切缘（如 5cm），则全胃切除未显示更多的优势。接受全胃切除的患者 5 年生存率为 10%～15%，而接受部分胃切除术的患者 5 年生存率为 25%～45%。全胃切除的患者生存率较低可能是因为肿瘤巨大和病变位于预后不佳的近端位置。至今还没有前瞻性的随机研究提示是否应进行脾联合切除，但日本的回顾性研究认为脾联合切除无生存益处。

胃癌可通过黏膜下淋巴组织向远端传播，所以建议近端和远端的手术切缘以5cm较适合。因此可能需要切除部分食管和十二指肠以达到足够的切缘。术中冰冻病理切片将有助于确定切缘状态。许多研究都强调了仔细确定纵向切缘状态的重要性，这些研究发现在所谓根治性切除的标本中有将近1/4病理切缘阳性。近25%的阳性切缘与吻合口或残端的局部区域复发率息息相关。

阳性切缘是肿瘤外侵的切缘还是切口长轴方向的切缘很重要，但我们有时没有仔细检查。外侵切缘阳性很少在文献报道中找到。胃食管交界处肿瘤T_3和T_4的比例增多将导致显微镜下外侵切缘阳性率逐渐增高。这主要是由于胃食管交界处和远端食管周围没有浆膜覆盖，病变外侵到这层组织时导致相当多的病例为外侵切缘阳性。

淋巴结清扫范围一直是个争论的焦点。日本研究者提倡进行彻底的淋巴结清扫以提高局部控制率和生存率。几个非随机临床研究证明进行广泛的淋巴结清扫可以改善生存，但是另外一些报道认为，根治性淋巴结清扫并未提高生存率或降低局部复发率。4项有关胃癌淋巴结清扫范围的随机分组研究表明，扩大范围的淋巴结清扫并无生存优势反而会导致患者并发症和死亡率明显升高。不过，这些临床研究阐明了有关淋巴结清扫的其他一些重要原则。首先，清扫的淋巴结个数越多，病理结果中淋巴结的评估就会越可靠，有利于准确分期。肿瘤分期准确尽管对全组患者的总生存率无影响，但可明显提高与分期相关的生存率。其次，无论是D1切除还是D2切除（D1切除是指清扫胃周围淋巴结区域，D2切除是除了上述区域，还需清扫腹腔干、脾动脉和脾门淋巴结），对淋巴结进行准确的病理分析都可以显著提高淋巴结转移的诊断率。最后，有部分转移到腹腔干、胰上区或十二指肠后淋巴结区的患者，经过D2切除后可被治愈。

内镜激光外科已被成功应用于因并发症而不能接受手术的非常早期的胃癌。带蒂的、非浸润性的、分化好的小病变胃癌的淋巴结转移率低于5%，因此75%的患者可通过内镜切除，术后可考虑辅助性放、化疗。

姑息性胃切除适用于不能手术根治的病变。对一些手术不能根治的肿瘤可施行减瘤术，再用银夹标记残存肿瘤部位，以减轻瘤负荷并指导术后精确放疗的进行。

（二）术后失败类型

瘤床局部复发、区域淋巴结转移和通过血行或腹膜播散途径造成的远地转移是胃癌根治术后临床上、二次手术及尸检中最常见的失败类型。对于胃食管交界癌，肝脏和肺是最常见的远地转移部位。未侵犯食管的胃癌，主要的远地转移部位通常是肝脏，如果接受针对局部肿瘤和区域淋巴结的有效治疗，可以避免许多复发或转移。Landry等进行的研究表明，50/88（57%）失败的患者仅因为腹腔内的复发。针对腹腔的治疗也可以有效防止腹膜播种，其发生率占所有术后患者的23%~43%。

局部区域失败最常见于瘤床周围的组织器官以及区域淋巴结。吻合口、残胃或十二指肠残端复发也较常见，纵向阳性切缘率可提示这点。相对于二次手术或尸检的研究，临床报道通常会低估局部区域失败的发生率。明尼苏达大学的研究表明，积极的脾切除、网膜切除和根治性淋巴结清扫既不会改善生存率也不能降低局部区域复发率。即便是根治性淋巴结清扫术后，清扫范围内的淋巴结复发仍很常见。由此可以解释，即便是D2切除（广泛淋巴结清扫术），与D1切除（区域淋巴结清扫术）相比，也并未在生存率方面获益。

(三) 放疗适应证

美国胃肠道协作组关于胃癌辅助治疗研究的结果改变了胃癌根治术后的标准治疗方式，凡是病变侵至胃壁和（或）淋巴结阳性的患者，术后治疗应包括同步放化疗。分期为Ⅰb、Ⅱ、Ⅲa、Ⅲb或Ⅳ期（M_0）的胃癌患者，术后推荐以5-Fu持续静脉滴注为主的同步放化疗。在化疗期间、同步放化疗开始前，就应该进行放疗范围的确定和质量控制。提早进行放疗靶区的确定和质控，可以纠正一些或大或小的差错（发生率35%），纠正后差错率仅为6.5%。

以5-Fu为主的同步放化疗还适用于不能手术切除的局部晚期胃癌或因并发症不能接受手术的患者。在这种情况下，根据临床具体情况进行以根治为目的或以姑息性治疗为目的的放疗。那些接受非根治手术或切缘阳性的患者也应接受术后综合治疗。

二、放射治疗
（一）放疗技术

从胃癌常见失败部位总结而来的常规放疗范围还要与每例患者的实际情况相结合，以个体化地设计放射治疗范围。根据最常见的局部区域复发部位，放疗范围应包括瘤床、吻合口和残胃以及区域淋巴结引流区。高危的淋巴结区域包括胃小弯、胃大弯、腹腔干、胰十二指肠、脾门、胰腺上缘和肝门区；另外，有些病例需包括L_3椎体中部的腹主动脉旁淋巴结引流区。

某一淋巴结区域发生转移的危险性既相关于原发肿瘤的位置也相关于胃壁浸润的范围和深度。近端胃癌和胃食管交界处癌倾向于向纵隔和贲门旁淋巴结播散，但胃窦周围、十二指肠区域和肝门淋巴结受累的可能性较小。胃体癌可能会向所有的淋巴结区域播散，但转移至原发肿瘤附近的胃大弯和胃小弯淋巴结的可能性最高。位于胃窦部的远端胃癌向十二指肠周围、胰腺周围和肝门淋巴结转移的可能性较高，而贲门旁、食管周围、纵隔淋巴结或脾门淋巴结转移率较低。任何部位的胃癌向胃大弯和胃小弯淋巴结播散的可能性都较高，不过它们更容易转移至离原发灶较近的淋巴结引流区域。

最近，研究者基于原发肿瘤部位、侵及范围（T分期）和已知的淋巴结受累区域及范围（N分期）制定出了胃癌术后放疗临床靶区定位指南。列出了根据T和N分期确定放射野内是否包括残胃、瘤床和淋巴结区域的临床指南。

根据4个原发部位（胃食管交界处胃癌、近端胃癌、胃体癌和远端胃癌）的TN分期制定的治疗指南。总的来说，对于淋巴结阳性的患者，放射野应足够广泛，需包括瘤床、残胃、手术切缘和淋巴结引流区。而对于淋巴结阴性的患者，如果术后病理显示淋巴结检出达到10~15个，且手术切缘距原发灶距离足够（至少5cm），则需要考量是否治疗淋巴结区域。而残胃是否需要治疗，则要在正常组织并发症发生概率和残胃局部复发危险率之间来衡量，做出选择。

虽然在实际应用中经常使用前后对穿照射野，但是为了提高正常组织的长期耐受性，应使用多野照射。为了避免更多的正常组织受到照射，我们应当尽量使用较小的前后对穿野。

如果用术后影像可以准确地重建出靶区，应使用多野照射技术。某研究机构的数据表明多野照射可以减轻毒副作用。虽然前后对穿野可通过增加前野的权重而使脊髓维持一个安全的剂量，但是四野照射可以在减少脊髓剂量的同时提高射野内剂量分布的均匀性。根据胃底癌向后侵犯的程度，可给予斜野或侧野对穿照射10~20Gy，以避开脊髓和肾脏。当使用侧野照射时，由于肝脏和肾脏的限制，一般剂量不超过 20Gy。随着三维适形技术的广泛应用，可以更精确地定义高危区域，并且运用非常规的射野方向以产生更佳的靶区剂量分布。运用上述技术时，为防止丢失靶区，应认真定义靶区范围，因为有时斜野或非共面射野技术有可能会丢失前后对穿野或非斜野的四野照射（前后野＋水平野）所包含的靶区。

根据麻省总医院和梅奥医院的经验，胃癌照射野大小一般是 15cm×15cm，总剂量为 45～52Gy，每次分割 1.8～2.0Gy，在 5～5.5 周内完成，45Gy 后行缩野照射。缩野后的照射区域包括残存肿瘤和一小部分胃或小肠，通过多野照射技术补量至 55～60Gy。不过，由于会增加 3～4 度胃肠反应，补量前应告知患者并取得患者的知情同意。

对于绝大部分病例，放射野中将包括双侧肾脏的一部分，但至少一侧肾脏的 2/3～3/4 接受的剂量不能超过 20Gy。对于近端胃癌，50% 或以上的左侧肾脏通常都在照射野内，那么右侧肾脏必须适当保护。而对于十二指肠近切缘或切缘阳性的远端胃癌，50% 或以上的右侧肾脏经常在照射野内，那么我们应尽量保护左侧肾脏以维持正常肾功能。通过上述保护性技术，目前还未观察到肾脏的晚期反应。

近端或胃食管交界处胃癌应包括 3～5cm 远端食管；如果肿瘤侵犯了全部胃壁，则需包括大部分左侧膈肌。在这种情况下，使用挡块可以减少对心脏的照射。对于有食管旁侵犯而不能切除的病变，前后对穿野照射时不可能避开心脏，这时应使用侧野照射技术。

在治疗期间，应每周监测患者的一般状况、体重和血常规。如果使用同步放化疗，每周应进行两次血常规检查。

（二）放射治疗的反应

在胃癌放疗期间，厌食、恶心和乏力是常见主诉，但我们对出现这些症状的了解相当有限。虽然内脏传入神经可能在放疗所致剧烈呕吐中起一定的作用，但其他未知因素，如具有化学属性且由化学感受器触发区域介导的物质可能更为重要。虽然选择性 5-羟色胺（5-HT）受体拮抗剂能有效治疗放疗引起的呕吐，但目前尚不清楚这一机制是直接作用于 5-HT 受体还是抑制 5-HT 释放。其他混杂因素与在动物实验中观察到的放疗反应一样，放疗可导致胃动力改变并延长胃排空时间。

如果放疗期间同时化疗，那么治疗造成的营养摄入不足和骨髓抑制会导致治疗时并发症明显增加甚至死亡。胃肠道肿瘤研究组报告其研究组中，同步放化疗期间至少有 13% 的患者死于治疗导致的营养缺乏或感染问题，并且在 Caudry 等的研究中，近 20% 的患者因为营养问题而无法完成治疗。不过，也有一些研究认为积极的同步放化疗并未导致严重的或危及生命的营养问题。通过积极的营养支持和止吐治疗，胃肠道毒性反应通常是可以缓解的。我们的做法是在开始治疗前就让患者使用止吐药。

在综合治疗的研究中，也有报道骨髓抑制造成严重的或罕见的致死性毒性。如果在综合治疗期间，予以每周两次监测血常规，败血症或出血的发生就不会很常见。

中等剂量 16～36Gy 的照射会减少胃蛋白酶和盐酸的分泌。出于这个原因，放疗对于消化性溃疡曾是一个普遍应用并已获成功的治疗方法。虽然大多数胃溃疡能愈合，但 40% 的患者又会出现复发。几乎所有患者的胃酸分泌都会减少，并且 25%～40% 的患者会出现胃酸缺乏。胃酸减少通常会持续1~6个月，然而，25%的患者胃酸的持续性减少会持续1~5年或更长时间。

WalterReed将胃的晚期反应分为消化不良、放射性胃炎、非复杂性胃溃疡和胃溃疡合并穿孔或梗阻。根据这些数据，接受45~59Gy剂量时20%~30%的患者会出现胃溃疡，并且30%~50%的患者会出现胃溃疡相关的并发症。在解释这一结果时需要谨慎，因为WalterReed研究组使用了200keV或1MV的光子照射，源皮距70cm，每天仅照射1个野，每次3Gy，这样每天产生的剂量将达到4~6Gy。

大多数数据表明，接受常规分割1.8~2.0Gy，总剂量40~52Gy的放疗时，胃晚期反应是少见的。一些放疗±化疗治疗局部晚期胃癌的研究已证实，当剂量低于50Gy时，胃晚期反应风险较低。然而，剂量范围在50~55Gy时可能会产生明显的晚期反应，其中一个研究甚至达到9%。当剂量达到60Gy时，晚期反应发生率为5%~15%。

目前还未证实组胺（H_2）拮抗剂和硫糖铝能够避免放疗导致的胃溃疡。较为合理的做法是，对于接受45Gy或更高剂量的患者以及较大体积的胃或近端十二指肠被照射的患者可以预防性地使用组胺拮抗剂。

三、化疗

对转移性或局部不能切除的胃癌患者，多种化疗方案可以提高其治疗反应率。在20世纪80年代，FAM是晚期胃癌最常用的化疗方案，其反应率为30%~40%。德国一项研究中，由依托泊苷、多柔比星和顺铂（EAP）组成的化疗方案最初的有效率高达64%，但随后的研究表明，这一方案实际上有效性较低且毒性非常大。由氟尿嘧啶、多柔比星和大剂量氨甲蝶呤组成的FAMTX方案与EAP或FAM方案相比，效率显著提高。因此，在过去的10年里，FAMTX是转移性胃癌的标准化疗方案。

在英国的一项针对晚期或转移性胃癌和食管腺癌的研究中，274名患者随机接受5-Fu、多柔比星和氨甲蝶呤（FAMTX）或表柔比星、顺铂和持续静脉输注5-Fu（ECF）的化疗。相比之下，ECF方案具有更高的有效率（45%和21%；$P=0.0002$），更长的中位生存期（8.7和5.7个月；$P=0.0006:0.006$）和更高的1年生存率（36%和21%）。而且，ECF组患者生活质量更好且毒性较少。

ECF方案的有效性还在围术期辅助治疗中进行了探索。由医学研究理事会（MRC）发起的MAGIC（缺血性心肌病的成肌细胞身体移植）研究，对可手术切除胃癌患者术前和术后化疗进行了研究。在这项研究中，503例胃、食管下段和食管-胃交界处腺癌的患者被随机分为两组，一组接受3个周期的术前ECF化疗、手术和术后3个周期的ECF化疗（250例），另一组仅接受单纯手术治疗（253例）。在围术期化疗组，切除的肿瘤明显变小且分期更早。中位随访4年后，分别有149名接受围术期化疗的患者和170名单纯手术的患者死亡。与单纯手术相比，化疗组明显改善了无进展生存率和总生存率。

在一项Ⅱ期研究中，29例行根治性胃和食管腺癌切除手术的患者接受了术后6个周期的ECF化疗（18周）。每个患者的平均化疗周期数为5.2。患者耐受性很好，3~4度的不良反应如下：白细胞减少13.5%，恶心或呕吐减少10%，腹泻3.5%和血小板减少3.5%。没有由治疗引起的死亡事件。3年总生存率为61.5%。

Neri等人将103位胃癌根治术后淋巴结阳性的患者随机分入表柔比星、甲酰四氢叶酸和5-Fu的术后化疗组或观察组。化疗组 3 年生存率是 25%，观察组是 13%。手术组患者平均生存期为 13.6 个月，而化疗组患者平均生存期是 20.4 个月（$P<0.01$）。化疗患者中无长期毒性反应或心脏毒性反应。虽然该研究显示包含表柔比星、5-Fu 和甲酰四氢叶酸在内的术后化疗可显著提高生存率，但由于病例数过少，此研究结果的可靠性仍被质疑。

第六节 预后及结论

一、预后因素

最重要的预后指标是肿瘤的侵犯范围。如果发生了血行或腹膜转移，结果将是致命的。进展期胃癌侵及浆膜或穿透浆膜时，存活率随之降低。转移淋巴结的个数、部位也很重要。如果仅有原发灶附近的微小淋巴结转移，患者预后不会受到太大影响。若淋巴结转移与肿瘤穿透胃壁的情况并存，则预后极差。

流式细胞学结果也具有重要的预后价值：非整倍体与提示不良预后的肿瘤部位，淋巴结转移和原发肿瘤的浸润程度均相关。不利的 DNA 流式细胞学结果与预后不良相关。贲门癌预后较差，流式细胞学也提示了其非整倍体出现的频率较高。原发肿瘤的病理学表现也与预后相关，不过我们并不知道这个因素是否独立于肿瘤分期而存在。Borrmann Ⅰ型和Ⅱ型的 5 年生存率相对较高，但Ⅳ型（皮革胃）则预后相当差。

分子生物学可以发现胃癌病因和组织学亚型的不均一性。明确胃癌患者中存在遗传和表型的变异，可以更好地指导治疗和评估预后。能够影响胃癌肿瘤细胞生物学行为的突变主要包括 4 种类型。肿瘤抑制基因的缺失，特别是 P53 基因的失活，扮演了很重要的角色。P53 基因定位于第 17 号染色体的短臂，其关键作用是抑制肿瘤的发生和调节细胞周期。P53 基因对于 DNA 复制有"刹车"的作用，如果发生 DNA 损伤即可启动细胞死亡程序。P53 基因的失效导致了恶性肿瘤的发生，可影响化疗和放疗的疗效，并易使细胞发生遗传不稳定性。后者尤其重要，因为 P53 基因的变异发生较早。

第二类影响胃上皮细胞的突变是修复基因的错误配对。有两个这种基因，hMSH3 和 hMLH1，分别在第 2 号和第 3 号染色体，可导致基因组的错误复制。癌症家族综合征就存在这些基因的突变。患遗传性非息肉性结直肠癌的患者有明显的胃癌易患性。基因变异使得基因发生遗传不稳定性，并可能导致癌基因的突变。

两类原癌基因，c-met 和 k-sam，与胃硬癌的发生相关。前者编码肝细胞生长因子，它是胃上皮细胞生长的强有力的内源性启动因子，其过度表达导致了肿瘤的进展和转移。后者编码酪氨酸激酶受体家族。在硬癌中，c-met 和 k-sam 的扩增可单独发生。k-sam 在 40 岁以下的妇女中可能有较强的活性，而 c-met 则在 50 岁以上的男性中扩增的倾向更高。

缩氨酸受体包括雌激素受体和表皮生长因子受体，与预后不良相关。表皮生长因子受体和表皮生长因子水平通常伴随着肿瘤的高侵袭性、组织分化不良和皮革胃。但缩氨酸受体与疾病预后不良之间的病理生理关系至今还不清楚。

现代分子生物学证实了人类胃癌的异质性。若检测到下列基因突变，则提示预后较差，包括 CD44 的表达、端粒酶的再激活、P53 基因的失活、修复基因如 hMSH3 和 hMLH1 无功能、原癌基因如 erb-B2、bcl-2、c-met 和 k-sam 的过表达、雌激素受体的表达和病毒基因组的存在等。若胃癌中 II 型主要组织相容性复合抗原有表达，则预后较好，但此类抗原的缺失也不是独立的预后不良因素。

二、预后

（一）局部晚期不能手术切除胃癌或胃癌减瘤术后

对于不能手术切除的局部晚期胃癌或胃癌减瘤术后的患者，由于肿瘤局限性而没有临床可探及的远处转移，应予以单纯放疗或同步放化疗。放化疗的综合治疗可以延长生存期，但不可能治愈。虽然综合治疗在生存期方面的作用较小，但重要的是，这些研究为胃癌以及胃肠道其他恶性肿瘤进一步的临床研究奠定了基础。这些Ⅲ期研究结果对于胃肠道恶性肿瘤临床试验的发展有着深远的影响。

1969 年，Moertel 等报道了一个针对局部晚期不能手术切除的胃癌的前瞻性、双盲的随机对照试验。48 名患者被随机分为单纯放疗组和同步 5-Fu 放化疗组，放疗剂量为每 4 周 35~40Gy。同步放化疗组的平均生存期为 13 个月，而单纯放疗组为 5.9 个月（$P<0.01$）。这项研究第一次证明了 5-Fu 同步放化疗的益处，并促使人们在胃癌和胃肠道其他肿瘤的综合治疗方面进一步探索（食管癌，胰腺癌，直肠癌和肛管癌）。

完成这项研究后，胃肠肿瘤研究组又比较了 5-Fu/司莫司汀，即 1-（2-氯乙基）-3-（4-甲基环己基）-1-亚硝脲，合并放疗（50Gy/分段放疗/8 周）与单纯化疗对局部晚期胃癌的疗效。患者入组标准为可切除胃癌，已有淋巴结转移或邻近器官受侵。在入组的 90 名患者中，66 名接受了原发肿瘤的切除，但是其中 23 名肿瘤肉眼残存，36 名镜下残存，7 名切缘阴性。该研究因为同步放化疗组出现过多的早期死亡病例而提前终止，主要原因是肿瘤的早期进展和患者对综合治疗的耐受性差。然而，3 年后的随访表明单纯化疗组也不断出现了死亡病例，而同步放化疗组的生存率出现了一个平台期，5 年生存率达到 18%。因此，除了早期的死亡病例，综合治疗组 5 年生存率明显高于对照组。值得注意的是，肿瘤可切除患者的生存期明显长于肿瘤不能切除的患者，而同步放化疗组所有的生存获益均体现在原发肿瘤已切除的患者身上。这个研究提示同步放化疗不仅可以使相当一部分镜下肿瘤残存的患者治愈，还进一步支持有局部区域复发高危因素的根治术后患者，进行术后辅助性同步放化疗也可能获得很好的生存获益。

（二）可手术切除的胃癌

胃癌术后局部和区域的高失败率已被人们所承认，一些临床研究以此为基础，评价术后放疗加或不加化疗的辅助治疗的价值。尽管很多研究都围绕着辅助性放疗的疗效进行研究，但这些方案中的放疗剂量、放疗与手术的先后次序（术前放疗、术中放疗或术后放疗）、是否使用同步放化疗和全身化疗等方面均存在显著的差异。研究设计中存在的这些差异，可以解释为什么在各个Ⅲ期研究中观察到的结果相互矛盾。

有两个Ⅲ期随机研究比较了外照射（EBRT）和手术的治疗结果。虽然两个研究都使用了相似的放疗剂量和方案，但放疗与手术的顺序不同。英国胃癌组研究显示，436 名患者被随机安排分别接受单纯手术，术后放疗（45~50Gy，分 25~28 次完成）或术后丝裂霉素、多柔比星和氟尿嘧啶（FAM）的化疗。单纯手术组 5 年生存率为 20%，术后放疗组为 12%，术后化疗组为 19%。在这个研究中，术后放疗的患者无生存获益，虽然局部控制率有明显改善，但这仅代表局部病变可能因辅助性放疗而得到改善。局部区域失败在术后放疗组仅占 15/153（10%），单纯手术组为 39/145（27%），化疗组为 26/138（19%）。由于其中 171 例患者为术后肿瘤肉眼或镜下残存，使得这一结果变得复杂化，因为在美国，这些患者不应该是胃癌术后辅助性治疗研究的入选者。另外，在该研究中大概有 1/3 被随机安排进行辅助治疗的患者并没有按计划治疗。153 名入组术后放疗的患者中，仅 104 名（68%）接受了多于 40.5Gy 的治疗，而 36 名（24%）根本没有进行放疗。

与此相反，北京的一个Ⅲ期临床研究结果显示，术前放疗加手术可以为贲门癌患者带来生存益处。在这个研究中，370 名胃贲门癌患者被随机分为接受为期 4 周共 20 次，总剂量 40Gy 的术前放疗和单纯手术组。术前放疗组和单纯手术组 5 年生存率分别为 30% 和 20%（10 年生存率分别为 20% 和 13%），差异有显著的统计学意义（$P=0.009$）。而且，术前放疗的局部和区域控制率（61%，61%）与单纯手术（48%，45%）相比得到改善，同时术前放疗并没有增加手术并发症和死亡率。

除了术后或术前放疗之外，还可以选择术中放疗（IORT）。该技术的优势是针对肿瘤和瘤床进行单次大剂量的放疗（10~35Gy），同时将周围正常组织保护在放射范围外，即肿瘤高剂量而正常组织低剂量。有两个随机研究探讨了术中放疗加手术在胃癌治疗中的疗效。京都大学的 Abe 等对 211 名胃癌患者进行了单纯手术或术中放疗加手术（28~35Gy）的随机性研究。根据患者的入院手术日期进行随机分组。结果显示，对于肿瘤局限于胃壁者，术中放疗组的 5 年生存率和单纯手术组相似；不过日本分期为 Ⅱ~Ⅳ 期的患者，接受手术和术中放疗的患者的生存率比单纯手术者的生存率有所改善。在Ⅳ期患者中（通常最大限度地切除后局部病变仍会有残存），单纯手术者无 5 年生存率，但术中放疗的患者 5 年存活率为 15%。京都大学胃癌术中放疗的经验表明，局部晚期胃癌可能受惠于术中放疗。

为进一步评估术中放疗的疗效，NCI 的 Sindelar 等设计了一项前瞻性随机对照研究，比较胃癌术中放疗与传统治疗方法的疗效。研究组的患者在胃癌术后与术中放疗照射瘤床（20Gy）。对照组对局部晚期肿瘤沿胃壁播散的患者实施手术及术后外照射，照射范围为上腹部（50Gy/25 次）。在待选的 100 例患者中，有 60 例进行了随机分组并实施探查手术。有 19 例患者因术中发现肿瘤不能切除或出现播散出组，剩余 41 例患者入组研究。各期患者的中位生存期，在术中放疗组为 25 个月，在对照组为 21 个月（$P=NS$）。术中放疗患者的局部复发率为 7/16（44%），而对照组患者为 23/25（92%）（$P<0.001$）。两组的并发症发生率相似。虽然术中放疗未能显示出比传统疗法在总生存率方面有更明显的优势，但术中放疗确实显著改善了局部控制率。基于上述研究结果，胃癌的术中放疗仍在继续研究中。

对于局部晚期不可手术切除的胃癌的综合治疗，早期的研究取得了可喜的成果，因此研究人员试图将这一方法应用到可切除胃癌的研究之中。在南非的一项小型研究中，66 名胃癌术后患者（T_1 至 T_3，N_1 或 N_2，M_0）随机接受了术后低剂量放疗（20Gy/8 次，10 天）加 5-Fu 化疗和不做任何辅助治疗。接受术后辅助治疗的患者与那些单纯手术的患者相比，在生存率上无明显差异。鉴于此项研究使用了较低的放疗剂量，很难得出任何关于术后放疗和 5-Fu 化疗价值的结论。

1984 年 Moertel 等报道了梅奥医院的一个前瞻性随机研究结果，62 名预后较差但胃肿瘤完全被切除的患者被随机分为手术组和术后 5-Fu 同步放化疗组（37.5Gy/24 次/4～5 周）。在随机分组前为了有更多患者进入研究组，采用 2:3 的比例分组患者。签署知情同意书后仅有 39 例患者同意随机分组治疗，39 例中又有 10 例拒绝进一步的术后治疗而选择术后观察。根据意向性分析，辅助治疗组无论在无复发生存率还是总生存率（5 年生存率 23% 和 4%；$P<0.05$）方面均有明显改善。当按患者接受的实际治疗进行分析时（29 名辅助治疗，33 名单纯手术），5 年生存率辅助治疗组更高（20% 和 12%），但由于病例数较少，其差异无统计学意义。拒绝辅助治疗的 10 名患者，其预后因素好于其他两组患者。当把具有不良预后因素的两组进行比较时，5 年生存率分别为 20% 和 4%，接受辅助治疗的患者优于单纯手术者。根据治疗方法进行分析时，辅助治疗组局部复发率降低（单纯手术组 54%，放疗和 5-Fu 组 39%）。

由于这些不一致的结果，研究者发起了 INT0116 研究，旨在对比胃癌术后 5-Fu 放化疗照射瘤床和区域淋巴结和单纯胃癌手术的疗效。入组条件包括 I b、II、IIIa、IIIb 和 IV 期无远地转移的胃腺癌以及胃食管交界处腺癌。实施胃癌根治性切除后，556 例患者被随机分为术后观察组或术后综合治疗组，即总剂量 45Gy 分 25 次+同步 5-Fu 和甲酰四氢叶酸化疗，同步化疗在放疗第一周的前 4 天和最后一周的后 3 天使用。同步放化疗后辅以 5-Fu 和四氢叶酸 5 天为一周期、持续两个月的全身化疗。入组患者中淋巴结转移者占 85%。5 年的中位随访后，辅助治疗组的 3 年无复发生存率为 48%，观察组为 31%（$P=0.001$）；辅助治疗组的 3 年总生存率为 50%，观察组为 41%（$P=0.005$）。单纯手术组中位生存期为 27 个月，而放化疗组为 36 个月；死亡的危险率为 1.35（95% 可信区间，1.09～1.66；$P=0.005$）。单纯手术组的复发危险率与同步放化疗组相比为 1.52（95% 可信区间，1.23～1.86；$P<0.001$）。同步放化疗组的中位无复发生存期为 30 个月，单纯手术组为 19 个月。根据第一次复发的部位可分别定义为局部复发、区域复发或远地转移。单纯手术组局部复发率为 29%，放化疗组为 19%。区域复发常见腹腔内肿瘤扩散，单纯手术组区域复发率为 72%，同步放化疗组为 65%。对于腹腔外远地转移，单纯手术组复发率为 18%，同步放化疗组为 33%。患者对治疗的耐受性较好，仅有 3 例（1%）因治疗相关毒性死亡。3 度和 4 度反应发生率分别为 41% 和 32%。该大型研究结果清晰地表明，术后进行放化疗具有明显的生存优势，因此强烈建议将术后放化疗常规应用于具有高危因素的胃癌和胃食管交界处癌的患者。

由于术前放疗和化疗改善了直肠癌和食管癌患者的疗效，因此将它应用于胃癌的治疗是一个合乎逻辑的做法。虽然没有 III 期研究证实胃癌患者进行术前放化疗的价值，但有两个关于食管癌患者的 III 期研究中包括了贲门癌患者或食管-胃交界处癌患者。在这两项研究中，与单纯手术对照组相比，综合治疗显示出在生存方面的优势。Walsh 等人的这项研究（食管或贲门腺癌）显示术前综合治疗的疗效显著优于单纯手术，中位生存期分别为 16 个月和 11 个月，3 年生存率为 32% 和 6%（$P=0.01$）。由于获益太少，美国胃肠组 III 期研究（食管或胃食管交界处的腺癌或鳞癌）提前结束了，不过术前综合治疗与单纯手术相比，中位生存期分别为 54 个月和 21.6 个月，5 年生存率为 39% 和 16%（$P=0.008$）。

胃癌患者术前放化疗的数据仅限于安德森肿瘤医院的 II 期系列研究。该研究包括 33 例入组患者，先进行5-Fu、甲酰四氢叶酸和顺铂诱导化疗，然后进行45Gy/25次/5周的放疗。放疗同步给予5-Fu持续静脉滴注。其中28名患者（85%）进行了胃切除手术及D2淋巴结清扫术。64%的手术患者获得病理完全或部分缓解。与病理无缓解的患者相比，这些患者显示出更长的中位生存期，分别为64个月和13个月。同样来自这家医院的另一项研究中，41名可手术切除胃癌的患者先接受2个周期连续静脉滴注的5-Fu以及紫杉醇和顺铂的新辅助化疗，再进行45Gy的放疗，同步给予5-Fu和紫杉醇。78%的患者进行了R0切除术，其中25%病理完全缓解，15%部分缓解。病理缓解、R0切除手术、术后TN分期，与总生存率和无病生存率密切相关。最近，RTOG报道了一个49例患者的Ⅱ期研究结果，这些患者先行包括5-Fu、甲酰四氢叶酸和顺铂的诱导化疗，随后辅以放疗和5-Fu＋紫杉醇同步化疗。同步放化疗后的5~6周进行手术。结果显示，病理完全缓解和R0切除率分别为26%和77%。1年时的生存分析表明，获得病理完全缓解患者的存活比例（89%）高于病理反应不良者（66%）。新辅助治疗中，21%的患者出现了4度反应。这些数据提示，今后应开展胃癌术前与术后放化疗对比的临床研究。

（三）胃癌姑息性放疗

姑息性放疗可以明显缓解胃癌的局部症状。50%~75%的患者可以改善如胃流出道阻、局部肿瘤侵犯引起的疼痛、出血或胆道梗阻等症状。如果治疗时同步注射5-Fu并且如果治疗前患者身体状况较好，治疗益处可能会增加，肿块将变得更小，报道强调中位缓解期为4~18个月不等。

三、结论和推荐

5-Fu同步放化疗适用于不能手术切除或姑息切除后的局部晚期胃癌。在这种情况下，根据具体的临床情况治疗的目的可以是根治性的也可以是姑息性的。那些接受肿瘤不全切除术或切缘阳性的患者都适合接受综合治疗。那些局部晚期无法保证进行切缘阴性根治性手术患者，在术前应首先进行内窥镜超声和CT分期。术前放化疗可帮助实现肿瘤切除，并可同时使用术中放疗和术后化疗。

美国胃肠协作组胃癌辅助研究的结果改变了美国胃癌的治疗标准，那些穿透胃壁和（或）淋巴结阳性的胃癌患者，术后的标准治疗变为同步放化疗。对于Ⅰb、Ⅱ、Ⅲa、Ⅲb或是Ⅳ期（M_0）的胃癌患者推荐使用术后放疗和同步持续的5-Fu化疗和以5-Fu为基础的全身化疗。由于在这个研究中未将淋巴结广泛清扫作为手术要求的一部分，所以有人质疑术后放化疗对D2切除术后的患者是否有益。韩国一项研究试图揭示术后同步放化疗在D2清扫术后的价值，该研究对象为990例合并高危复发因素的胃癌患者，均接受D2淋巴结清扫术患者特征与同步放化疗方案均与美国胃肠协作组Ⅲ期研究匹配。在544例接受了术后放化疗的患者中，无复发生存率和总生存率相对于446位只接受了手术的患者都有所提高（5年总生存率分别为57%和51%；$P=0.02$；5年无复发生存率分别为54.5和47.9%；$P=0.016$）。

目前正在进行的研究是比较与放疗结合的新化疗药物的疗效和放疗＋传统的5-Fu、甲酰四氢叶酸的疗效，并评价术前新辅助治疗的效果。美国胃肠协作组的胃癌术后同步放化疗研究方案中，正在比较术后同步放化疗中5-Fu持续静脉滴注与5-Fu推注这两种不同用药方式的疗效，以及作为放疗后的全身化疗，ECF方案与5-Fu甲酰四氢叶酸方案的对比。在一系列令人鼓舞的Ⅱ期胃癌术前放化疗研究和Ⅲ期食管癌研究的基础上，应该继续评价这些方法在已切除或未切除胃癌患者中的应用前景。

美国胃肠协作组Ⅲ期研究中的放疗射野设计是以原发病变的位置和疾病的 TN 分期为基础来优化放射野的。随着三维适形治疗计划系统的广泛应用，未来将可能更准确地定位高危区域和使用非常规射野和（或）调强放疗以产生更好的剂量分布。为了不造成靶区丢失，应仔细定义并包括各个靶区（瘤床和高危淋巴结区域），因为前后对穿野内的靶区可能会由于其他射野安排（斜野、侧野和非共面野）而被漏掉。

第四章 胰腺癌

第一节 局部解剖

胰腺位于上腹部腹膜后间隙，在第 1~2 腰椎体水平，分为头（包括钩突）、颈、体、尾 4 部分。其相邻器官包括胃、十二指肠、空肠、肾脏、脾脏，以及肿瘤蔓延能直接侵犯的大血管。位于胰头的肿瘤常侵及或压迫胆总管，引起黄疸和胆管、胆囊的扩张。

胰腺丰富的淋巴系统与十二指肠淋巴系统有很多连通，其区域淋巴引流至胰十二指肠上下淋巴结、肝门淋巴结、腹腔干淋巴结和肠系膜上淋巴结。由于肿瘤向后蔓延，腹主动脉旁淋巴结容易受侵。主要的静脉引流是沿门静脉系统进入肝脏。肿瘤向后侵犯有静脉引流的组织，进而通过腔静脉或其分支转移到肺和胸膜。比起胰头癌，胰腺体尾部癌更容易发生广泛腹膜侵犯。

第二节 流行病学及临床表现

一、流行病学

预计美国 2026 年新发生 33730 例胰腺癌，而同期有 32300 例死于胰腺癌，使该病成为美国第四位癌症死亡的原因。目前，手术是唯一的治愈方法，然而，只有 5%~25% 的胰腺癌患者能手术切除。既往行局部胰腺肿瘤切除的患者长期生存率为 20%，中位生存时间为 13~20 个月。近来资料表明，局部胰腺肿瘤切除的患者生存率得到改善，3 年生存率为 30%。局部进展期和不可切除的胰腺癌患者中位生存期 9~13 个月，长期生存罕见。胰腺癌转移率可高达 40%~45%，这些患者的中位生存期只有 3~6 个月。

胰腺癌的其他流行病学相关因素：①年龄：45 岁后发病率明显升高。②性别：女性与男性发病率为 1.0:1.3。③种族：黑人男性发病率为 14.8/10 万，一般人群为 8.8/10 万。胰腺恶性肿瘤发病危险因素还包括慢性胰腺炎、吸烟、糖尿病和与胰腺癌或多种癌有关的遗传性因素。

二、临床表现

大多数胰腺癌患者会出现疼痛、体重减轻或黄疸。初始症状的差异与肿瘤的部位不同有关。体尾部胰腺癌的患者多表现为疼痛和体重减轻，而胰头癌患者典型表现为脂肪泻、体重减轻和黄疸。对于最近有过难以解释的血栓性静脉炎或之前有胰腺炎发病史，或新近出现非典型糖尿病者应该引起重视。由于很多患者的症状无特异性，或表现为疾病局部或系统性扩散引起的症状，因此不能早期发现，胰腺癌确诊时很少可以切除。发现肿瘤阳性体征时，往往提示肿瘤已经处于晚期，这些体征包括腹部可触及的包块（例如胰腺、肝脏或由于胆道梗阻导致的肿大胆囊）、锁骨上淋巴结肿大或直肠窝淋巴结肿大（如腹膜种植）。

第三节 诊断性检查

近年来，胰腺癌在影像学和分期上取得了明显进展。目前主要的诊断方法包括螺旋计算机断层扫描（CT）、超声内镜（EUS）和腹腔镜检查。这些方法更容易查清原发肿瘤的局部侵犯情况（可切除和不可切除），以及是否有转移，这样患者就能被恰当而准确地分为手术治疗和非手术治疗。按照目前的分期方法，大多数胰腺癌患者适合进行手术治疗。

最常用于诊断和分期的检查是腹部 CT 扫描。具有对比增强和薄层影像功能的新一代高速螺旋 CT 扫描能获得高分辨率，并可在不同增强期获得胰腺和其周围结构的无移动图像。经 CT 评价无法切除的患者 90% 以上在术中也无法切除。另外，对于局部进展期的患者治疗前组织学证实恶性肿瘤是必需的步骤，利用 CT 便于穿刺活检。

磁共振（MRI）的进展，包括高分辨率成像、快速成像、容积采集、功能成像和 MR 胰胆管造影术提高了 MRI 在胰腺癌诊断和分期上的能力。

初步研究表明，正电子发射体层扫描术（PET）在胰腺癌的诊断上比 CT 具有更高的敏感性、特异性和准确性。PET 在分辨恶性胰腺囊性病变上也比 CT 准确。最新的研究比较了 PET-CT 和 PET 在胰腺癌中的运用。Lemke 等研究了 104 例疑似胰腺肿瘤患者，PET-CT 软件融合技术在检测恶性肿瘤方面比单独运用 PET 或 CT 有更高的敏感性（89% VS 94% VS 77%），但没有提高特异性（64%）。所有的成像模式都无法对受累的淋巴结进行分期。

另一个诊断和分期方法是超声内镜。在检查中，进入胃和十二指肠的内镜头上有超声探头，可以提供胰腺和周围血管的高分辨率图像，并便于进行穿刺活检。通常内镜超声与内镜逆行性胰胆管造影术（ERCP）联合应用。这种联合诊断方法能够进行肿瘤分期、必要时行胆总管支架置入，并可进行细针穿刺收集肿瘤细胞，而避免像 CT 引导活检那样引起潜在的肿瘤腹膜种植。

由于目前的影像技术无法发现小的（1～2mm）肝脏和腹膜种植，可于术前行腹腔镜分期检查来除外腹腔内转移，该技术使目前 CT 诊断为局部进展期患者的腹腔内转移的诊断率提高到 37%。局部进展期的患者，如腹膜冲洗液或腹膜活检阳性，其预后和远处转移者相同，这些患者更适合进行全身性治疗。

第四节 分期及病理分型

一、分期

胰腺癌分期在发表的研究中很少被使用，通常被分为可切除、不可切除或转移。目前由美国癌症联合委员会根据肿瘤、淋巴结和远处转移所做的分期如下。

（1）原发肿瘤（T）

Tx：原发肿瘤无法评价。

T_0：未见原发肿瘤。

T_{is}：原位癌。

T_1：肿瘤局限于胰腺，最大径＜2cm。

T_2：肿瘤局限于胰腺，最大径＞2cm。

T_3：肿瘤超出胰腺，未累及腹腔干或肠系膜上动脉。

T_4：肿瘤侵及腹腔干和（或）肠系膜上动脉（原发肿瘤无法切除）。

（2）区域淋巴结（N）

N_x：区域淋巴结不能评价。

N_0：无区域淋巴结转移。

N_1：有区域淋巴结转移。

（3）远处转移（M）

M_x：远处转移不能评价。

M_0：无远处转移。

M_1：远处转移。

二、病理分型

90%的胰腺癌为腺癌，且至少2/3位于胰头，其他细胞类型包括胰岛细胞肿瘤、囊腺瘤和囊腺癌，这些肿瘤类型比腺癌有更慢的自然病程，但治疗方面无区别。胰头壶腹区域的肿瘤组织病理学诊断尤其重要，因为来自胰腺、胆管、壶腹或十二指肠不同种类的腺癌，其预后有很大差异。

胰腺癌的发生与一些分子异常有关。目前发现有4种与胰腺癌相关的抑癌基因（P16、P53、DPC4和BRCA2），它们在胰腺肿瘤中的发生率为50%～95%。在癌基因中，90%的胰腺肿瘤中有K-ras激活，这些分子改变对于判断先前疑似癌变和病理学特征不明确的病变有帮助。另外，这些分子标志物将来可用于胰腺癌的筛查。

第五节 治疗

一、治疗原则

（一）手术治疗

80%以上的患者为晚期疾病，不适于根治性手术切除，66%的患者年龄＞65岁。胰腺癌的标准手术方式仍然是Whipple等在1935年首次阐述的胰十二指肠切除术。初期的术后高并发症和死亡率促进了手术技术的改进，随着麻醉和危症监护的发展，目前围术期死亡率＜2%。对于可切除胰腺癌患者，手术切除是综合治疗的一部分，也是唯一有可能治愈的方法。已制订了一些良好的手术指南，保留幽门的胰十二指肠切除术在不降低肿瘤控制的前提下改善了胃肠功能。胰腺周围淋巴结受累的患者也适合手术切除（如果技术上可行的话），已报道有长期的生存优势。由于Whipple术式的死亡率已经降低，因此对于选择的患者没有年龄限制，有时甚至＞80岁。

尽管手术切除患者的5年生存率很低（5%～20%），但与仅行姑息引流术或开腹探查活检的患者相比，其生存率明显提高。虽然胰腺切除加上优化的淋巴结清扫术与较保守的根治术在手术死亡率上类似，但在大多数研究中并没有提高生存率。一项前瞻性随机试验证实了该结论，其初步结果显示由于患者腹膜后淋巴结广泛，仅有10%的患者受侵淋巴结为一个部位。最后，在高水平和经验丰富的治疗中心进行这样的外科手术非常重要。对没有累及远处淋巴结和（或）内脏、腹膜或腹腔外转移的患者，目前国际上还没有统一的可切除标准。在不同的研究机构由于各自的临床经验不同，对局限期患者的治疗也有区别。习惯上将肿瘤分为可切除、临界可切除和不可切除。

（二）复发部位和死亡原因

对于局部无法切除或远处转移的胰腺癌患者，通常由于局部肿瘤侵犯引起胆道梗阻或肝转移，导致肝衰竭，最终引起死亡。对于10%～20%行潜在根治性胰十二指肠切除术的患者，主要复发部位有3个：切除胰腺的瘤床（局部复发）、腹膜腔和肝脏。切除术后局部复发率高达50%～86%，主要原因是肿瘤常侵及腹膜后软组织，淋巴结累及率高，以及由于解剖结构的原因限制了向后的切除范围（肠系膜上动脉和静脉、门静脉和下腔静脉）而无法达到腹膜后软组织宽边缘切除。在手术切除的患者中，术后对胰周软组织切缘的仔细病理检查显示镜下残留癌的发生率很高（38%）。因此，术后肿瘤分期、分级和切缘状况是预测患者生存的最佳因素。

二、放疗技术

（1）剂量限制组织：上腹部肿瘤放疗的剂量限制器官是小肠、胃、肝脏、肾脏和脊髓。分程放射治疗或精确多野标准分次技术允许给予比以往更高的可接受外照射剂量，例如，分程放疗60Gy/10周和精确放疗技术60～72Gy/7～9周。虽然精确放疗可以避开肝脏、肾脏和脊髓，但部分胃和小肠仍在照射野内。由于长期生存率低，出现小肠或胃远期并发症风险的患者人数也很少。在高剂量区域的小肠和胃的体积非常小，也进一步降低了远期并发症风险。三维适形放疗（3DCRT）和调强放疗（IMRT）在胰腺癌的应用正在研究中。初步研究显示5～6个适形野或三维非共面技术比常规四野照射模式能更好改善剂量-体积分布特征，但通常胃后壁和十二指肠内侧壁无法避开高剂量区。

（2）治疗体积和剂量：对于手术患者，应用银夹来标记肿瘤范围以备术后的外照射。尽量使用较少的银夹（例如在上、下、外和内侧方向用单一小血管夹标记），小银夹在CT扫描时产生很小的伪影。钛夹在CT上产生的伪影更小，但有时由于密度低无法在侧面定位胶片上显影。

患者在定位和治疗中采取仰卧位。开始拍摄的前后位（AP）和横侧位定位片需注射肾造影剂，以利于辨别手术银夹和肾脏与照射野中心的相对位置。对于无法手术患者，还需要胃和十二指肠袢注射造影剂的平片。

胰腺癌放疗使用高能光子线的多野、分次外照射技术，对瘤床、未切除或残留肿瘤，以及高危淋巴结引流区照射45～50Gy，每次1.8Gy。在照射45～50.4Gy后，通过CT扫描和银夹，对未切除或肉眼残留的病灶局部加量，并避开大部分胃和小肠。对于胰头病变，主要的淋巴结引流区包括胰十二指肠、肝门、腹腔和胰上淋巴结。胰上淋巴结及瘤周围3～5cm的胰体组织被包在照射野内，由于要照射部分十二指肠，使至少50%的右肾处于照射野内，因此2/3以上的左肾必须排除在前后/后前（AP/PA）照射野外。胰头癌可侵及十二指肠内侧壁，使整个环周都成为高危区，包括胰十二指肠淋巴结区，所以整个十二指肠环及边缘都需要包括在照射野内。

对于胰头病变，上界常在 T_{11} 椎体中或上部，与腹腔干留有足够的距离（T_{12}，L_1）；下界限定在 $L_{2\sim3}$ 水平，包括肠系膜上淋巴结和十二指肠的第 3 段。胰体部肿瘤的上界有时需要更向上，以获得原发灶周围足够的边缘。对于侧野，前界为肿瘤外扩 1.5～2.0cm。后界至少在椎体前缘后 1.5cm，以有足够的区域包括腹主动脉旁淋巴结，胰头或胰体肿瘤易向后侵犯累及该区淋巴结。由于中等体积的肾脏或肝脏可能位于照射野内，因此侧野剂量限制在 15～18Gy，如果肾脏的一半体积限于 18Gy 或以下，那么肾脏受损伤的风险就较低，故降低侧野射线的权重很重要。

对于胰体或胰尾部病变，为获得足够的边界和包括高危淋巴结（如外侧的胰上脾动脉和脾门淋巴结），照射野至少需要包括 50% 的左肾。由于胰体或胰尾部肿瘤不被十二指肠环包绕，因此至少 2/3 的右肾可以得到保护，而通过特制的挡块，通常可以包括足够的胰十二指肠和肝门淋巴结。

以 CT 为基础的治疗计划和三维适形放疗技术能够重建剂量-体积直方图，通过肿瘤区放疗剂量最优化分布和避开重要正常组织而形成治疗计划。虽然研究者仍在不断地探索，但根据经典临床研究所得到的正常组织并发症发生率有助于完成治疗计划。

如今 IMRT 的应用进一步优化了该方法，使用这一新技术，可进行逆向治疗计划，并可对计算机生成的最优治疗计划和标准的"试验和误差"计划方法进行比较；其次，由计算机控制可实现靶区非均匀性放疗，达到更精确和适形的剂量模式，从而进一步降低正常组织放疗剂量。随着这些技术的发展，将来有可能提高治疗耐受性和降低迟发不良反应的发生率，这对于目前高强度放化疗方法所产生的潜在毒性反应尤其重要。

切除术后，AP/PA 和侧野的设计以术前 CT 所显示的原发肿瘤体积、手术放置的银夹和术后 CT 所显示淋巴结的体积为基础。由于原发肿瘤被切除，唯一需要进一步限定的界限就是侧野的前界，该界限根据 CT 所显示的血管或淋巴结的范围（肝门、肠系膜上和腹腔干）来确定。

三、放疗结果

可切除肿瘤，辅助治疗。

胰腺癌切除术后，局部复发率为 50%～86%，远处转移率为 40%～90%，最常见的是肝脏和（或）腹膜转移，因此，试图用辅助放疗、化疗和放化疗结合来提高患者的疗效。虽然有多个临床试验，但辅助治疗在可切除胰腺癌中的确切作用尚未得到确认。

四、前瞻性临床试验

胃肠肿瘤研究组（GITSG）进行了第 1 次利用辅助放化疗治疗切缘阴性的可切除胰腺癌患者的前瞻性临床研究。患者随机入组到放化疗组或观察组。在辅助放化疗组应用 40Gy 的分程外照射（ERBT），在放疗的前 3 天和最后 3 天同步应用 5-Fu 500mg/m² 静脉推注，随后应用 5-Fu 持续 2 年或直到疾病进展。该实验由于患者入组太慢（8 年入组 43 例患者）而提前终止，但中期分析显示放化疗同步组有生存优势。放化疗组患者的中位生存期更长（21 个月和 11 个月），2 年生存率也得到了提高（43%和 19%）。此后，又有 30 例患者进行了辅助放化疗，也证实了原临床试验得到的生存结果，中位生存时间为 18 个月，2 年生存率为 46%。GITSG 临床试验受到很多方面的争议，如只有 9%的患者接受 2 年的维持化疗，放疗剂量较低且是分程，入组患者少，病例增加太慢，对照手术组患者的生存率太低，25%的患者在术后 10 周才开始辅助治疗，32%的治疗组患者没有完成预定的放疗。尽管如此，通过该项研究，在美国放化疗被认为是合适的辅助治疗。

第 2 项研究由欧洲肿瘤研究和治疗组织（EORTC）发起，目的在于证实 GITSG 当初的研究结果。该研究中，218 例胰腺或壶腹周围癌切除的患者随机分为两组，一组接受 40Gy 分程外照射放疗，同步应用 5-Fu 持续静脉给药，另一组仅观察。该研究显示中位生存时间（24 个月和 19 个月）或 2 年生存率（51%和 41%）没有显著提高（$P=0.208$）。有趣的是，入组者只有 114 例是胰腺癌，其他都是壶腹周围癌。对原发胰腺癌患者进行亚组分析显示治疗组 2 年生存率为 34%，观察组为 26%（$P=0.099$）。该临床试验的不足在于治疗组没有维持化疗，切缘阳性患者入组试验却未行前瞻性分析，放疗剂量较低，病例数少，以及 20%入组治疗组者未行治疗。

随后，欧洲胰腺癌研究组织（ESPAC）发起了一项最大规模随机临床试验 ESPAC-1，评估辅助治疗在胰腺癌中的作用。负责医师随机将患者分到以下 3 个平行试验项目中。

（1）放化疗与未行放化疗对照试验（$n=69$），放疗采用 20Gy，持续 2 周以上，并在第 1~3 天应用 5-Fu 500mg/m^2，休息 2 周后重复。

（2）化疗与未行化疗对照试验（$n=192$），连续 5 天静注 5-Fu（425mg/m^2）和亚叶酸钙（20mg/m^2），28 天 1 周期，持续 6 个月。

（3）使用 2×2 析因设计，将 289 例患者分别入组放化疗组（$n=73$）、化疗组（$n=75$）、放化疗＋维持化疗组（$n=72$）或观察组（$n=69$）。

把所有三个平行试验治疗组得到的数据集中分析。175 例辅助放化疗患者和 178 例没有辅助治疗患者的生存时间无差异（中位生存时间 15.5 个月和 16.1 个月；$P=0.24$）。然而，辅助化疗者（$n=238$）与没有化疗者（$n=235$）对比有生存优势（中位生存时间 19.7 个月和 14 个月；$P=0.0005$），进一步的随访显示化疗组的 5 年生存率为 21%，而对照组为 8%。

与先前的研究一样，ESPAC-1 试验也有很多争议。这包括：①负责医师有权决定患者分入 3 个平行试验的哪一组，造成潜在的偏倚。②负责医师来判定患者是否接受过放化疗或化疗，化疗与未行化疗对照试验中的患者，1/3 既往接受了放化疗或化疗。③放疗采用分程模式，治疗最终剂量由治疗医师决定（40Gy 和 60Gy）④在放化疗与未行放化疗对照试验中，未行维持辅助化疗，与 EORTC 临床试验类似。

虽然辅助放化疗没有获益，但辅助化疗有获益。

在数据显示辅助化疗可能获益的基础上，欧洲的研究者发起了一项随机Ⅲ期临床试验，对可切除胰腺癌患者进行辅助吉西他滨化疗或观察。368 例患者入组该实验，辅助化疗组应用吉西他滨 1000mg/m^2 静脉注射，分别在第 1、8、15 天给药，每 4 周 1 个周期，持续 6 个月，另一组进行观察主要研究终点是无病生存率，治疗组比观察组有更长的无病生存期，且有统计学差异（14.2 个月 VS 7.5 个月），目前正等待全部的生存数据。

在 RTOG 和胃肠协作组 9704 临床Ⅲ期研究中，将 538 例胰腺癌切除患者随机分为 3 组：①3 周持续输注 5-Fu，250mg/（m^2·d），随后放化疗[50.4Gy，1.8Gy/d，连续输注 5-Fu，250mg/（m^2·d）]，在放化疗结束 3~5 周后，行 2 个周期 4 周方案的连续输注 5-Fu，250mg/（m^2·d），2 个周期之间休息 2 周。②每周应用吉西他滨 1000mg/m^2，持续化疗 3 周，随后与第 1 组一样应用以 5-Fu 为基础的放化疗，然后应用 3 个月的吉西他滨每周 1000mg/m^2，每 4 周给药 3 周。结果显示胰头癌切除后行吉西他滨维持化疗比 5-Fu 维持化疗有生存优势。187 例胰头癌切除后维持吉西他滨化疗和放化疗的患者 3 年生存率为 32%，而 194 例维持 5-Fu 化疗和放化疗的患者 3 年生存率为 21%。

（一）临床单中心研究

胰腺癌切除后辅助治疗的单中心临床研究结果为辅助治疗获益提供了进一步证据。在这些研究中，最大规模的一项研究来自约翰霍普金斯医学研究所，研究者报道了对 174 例患者的回顾性分析，治疗采用方法如下。

（1）外照射（40～45Gy），放疗开始后和结束前分别行 3 天 5-Fu 化疗，随后每周静脉注射 5-Fu（500mg/m²），持续 4 个月（$n=99$）。

（2）胰腺瘤床外照射（50.4～57.6Gy）加上肝预防照射（23.4～27Gy），静脉给予 5-Fu 200mg/（m²·d）和亚叶酸钙 5mg/（m²·d），每周用药 5 天，持续 4 个月（$n=21$）。

（3）未行治疗（$n=53$）。

行辅助放化疗者中位生存期 20 个月，无放化疗者 14 个月，2 年生存率分别是 44% 和 30%。在强度更大的辅助治疗组没有发现生存优势。该组 616 例胰腺癌切除患者的随访结果显示辅助放化疗是重要的预后因素，风险比为 0.5。

胰腺癌辅助治疗得到最明显生存优势的数据来自弗吉尼亚 Mason 临床中心的 II 期临床试验。2003 年报道了 53 例入组者中 43 例的研究结果。患者接受外照射放疗 50Gy，同步 5-Fu 200mg/（m²·d）持续静脉化疗，顺铂 30mg/（m²·W），隔日皮下注射干扰素-α 300 万单位。完成放化疗后，在第 10～15 周、第 18～23 周连续输注 5-Fu 200mg/（m²·d）。中位生存时间、2 年和 5 年生存率分别为 44 个月、58% 和 45%。但同时伴有明显的毒性反应，70% 患者有 3 度毒性反应，42% 患者需要住院治疗。美国外科肿瘤学院发起一项更大的多中心 II 期临床试验，入组 100 例患者进一步评估该治疗方案，但由于结果差而中途停止。

（二）新辅助治疗

胰腺癌患者即使行根治性切除术，仍有 80%～85% 患者复发，另外，切缘阳性或淋巴结转移可使复发率增加到 90%。新辅助放化疗成为改善这种状况的一个新途径，主要原因如下。

（1）术后 25% 患者未接受及时的辅助治疗或根本没有治疗。

（2）考虑到术后的高复发率，80%～85% 可切除者在诊断时很可能已经是全身扩散，由于行新辅助治疗，这期间 20%～40% 的患者会出现临床上明显的转移而避免手术。

（3）术前治疗从理论上说有较低的毒性和更好的疗效，如行化疗和放疗时不会出现术后小肠进入照射野、肿瘤细胞氧合低以及药物到达瘤床少的情况。

（4）不可切除胰腺癌患者可能出现降期而手术切除。

安德森肿瘤中心开展了以 5-Fu 为基础的辅助放化疗的多个临床试验。第 1 个试验入组了 28 例患者，外照射 50.4Gy，5.5 周完成，同步 5-Fu 持续静脉给药，300mg/（m²·d）。行手术切除的患者也接受了术中放疗（IORT）。25% 的患者在术前重新分期时发现转移证据，15% 的患者行腹腔镜检查时发现转移病变。手术治疗者中位生存时间 18 个月，41% 的患者在病理方面部分缓解。然而，该实验中 33% 的患者因治疗出现的胃肠毒性需要住院治疗。因此，该组下一个临床试验集中在快速分割外照射。在一项前瞻性临床试验中，35 例胰腺癌患者接受外照射 30Gy（每次 3Gy，共 10 次），同步 5-Fu 300mg/（m²·d）持续静脉给药，仅 9% 的患者出现 3 度恶心和呕吐，未发现 4 度毒性反应；27例患者手术，20例行切除术和10～15Gy的术中放疗；20例切除者中仅2例出现局部区域复发；手术治疗者中位生存时间25个月，3年生存率为23%。

以放射增敏作用为基础，Ⅰ期临床试验的目的在于改善吉西他滨在新辅助治疗中对晚期胰腺癌的疗效。在新辅助治疗方案中，已研究吉西他滨联合其他化疗药物及外照射的方案。一项Ⅰ期临床研究包括19例胰腺癌患者，吉西他滨1000mg/（m²·周），外照射36Gy，每次2.4Gy，评估此条件下顺铂的最大耐受剂量（MTD）。与吉西他滨一样，顺铂在第1、15天给药，顺铂的MTD是40mg/m²。安德森肿瘤中心评估了另一个临床试验，吉西他滨750mg/m²和顺铂30mg/m²，每14天1次，4个周期，随后吉西他滨每周400mg/m²，4周，第1次给予吉西他滨后2天开始同步外照射30Gy，每次3Gy，共2周。37例初步结果显示67%行手术切除，70%的病理标本显示>50%的肿瘤坏死，然而，该疗法毒性反应明显，62%的患者需要住院治疗（大部分是由于胆管支架堵塞）。

在放射生物模型中，紫杉醇可能通过下列机制增强放射敏感性。

（1）肿瘤细胞同步化在相对放射敏感的G_2/Ⅲ期。

（2）被紫杉醇损伤的细胞凋亡清除后肿瘤细胞再氧合。

安德森肿瘤中心的Pisters等研究了胰腺癌新辅助治疗中紫杉醇的放射增敏作用。该试验中，35例患者接受紫杉醇每周60mg/m²，同步外照射30Gy。80%的患者手术切除，21%的病理标本显示>50%的肿瘤坏死。行术前治疗并手术切除的患者3年生存率为28%，11%的患者由于毒性反应、严重的恶心呕吐需住院治疗。初步研究表明毒性反应增加，没有明显改善病理反应率或生存率。

（三）局部晚期胰腺癌的治疗

局部晚期胰腺癌患者的预后介于可切除和转移患者之间。这些患者被定义为手术无法切除，但没有远处转移。具备以下特征之一的肿瘤被认为不可切除。

（1）胰周广泛的淋巴结转移和（或）远处转移（肝脏或腹膜转移为代表）。

（2）肠系膜上静脉（SMV）或肠系膜上静脉/肝门静脉汇合处被包绕或堵塞。

（3）肠系膜上动脉（SMA）、下腔静脉、主动脉或腹腔干被直接侵犯。

然而，随着最近外科技术的发展，可选择性切除侵犯肠系膜上静脉的胰腺癌。放疗和化疗可以使局部晚期胰腺癌患者的中位生存时间增加到9～13个月，但极少取得长期生存。局部晚期胰腺癌患者的治疗选择包括外照射联合5-Fu化疗、术中放疗和近来的外照射联合新的化疗药物和靶向治疗。在评价这些不同治疗方法的疗效时，要记住仅行姑息性胃或胆汁分流的患者中位生存时间只有3～6个月。

五、前瞻性研究

除了一项研究之外，其他研究均表明局部晚期胰腺癌患者经常规外照射合并5-Fu治疗可获得比单独外照射或化疗更高的生存率。梅奥诊所在20世纪60年代进行了一项随机临床试验，入组64例局部无法手术切除、未转移的胰腺癌患者，外照射35～40Gy，同步5-Fu化疗，对照组为同样放疗加安慰剂。外照射和同步5-Fu化疗组比单独外照射组有明显的生存优势（10.4个月和6.3个月）。

GITSG随后进行了一个类似的研究，比较单独外照射与外照射同步及维持5-Fu化疗。194例手术证实无法切除和无远处转移的胰腺癌患者随机分为两组，一组进行单独60Gy分程外照射，另一组行 40Gy 分程外照射同步静脉注射 5-Fu 化疗 2~3 个周期，或者 60Gy 分程外照射并使用类似的化疗方案，后一组患者在外照射结束后进行 5-Fu 维持化疗。由于生存率低，单独外照射组提前终止。两组联合治疗方案的 1 年生存率分别为 38% 和 36%，而单独外照射组为 11%。

GITSG 本系列的第二个研究是将 157 例无法手术切除的患者随机入组，行 60Gy 分程外照射，并同步和维持同前一研究一样的 5-Fu 化疗，或者 40Gy 连续放疗加每周同步多柔比星化疗，随后多柔比星和 5-Fu 维持化疗。在多柔比星组治疗相关毒性明显增加，然而，两组之间没有发现生存差异（中位生存时间 37 周和 33 周）。多柔比星代替 5-Fu 没有发现临床获益。

GITSG 接着又对手术证实无法切除胰腺癌的单独化疗和放化疗的疗效进行了比较研究。43 例随机入组接受链脲霉素、丝裂霉素-C 和 5-Fu（SMF）联合化疗或 54Gy 外照射加上两周期同步 5-Fu 静注化疗，随后 SMF 辅助化疗。结果表明放化疗组比单独化疗组有明显的生存优势（1 年生存率分别为 41% 和 19%）。

与此相反，东部肿瘤协作组（ECOG）报道放化疗与单独化疗相比没有益处。在该研究中，无法切除、未转移的胰腺癌或胃癌患者随机分成单独 5-Fu 化疗组或 40Gy 外照射加第 1 周同步 5-Fu 静注组。局部复发及术后残留者也适于入组研究。在 91 例可分析的胰腺癌患者中，两组间没有生存差异（中位生存时间 8.2 个月和 8.3 个月）。

（一）连续静脉注射氟尿嘧啶

连续 5-Fu 静脉注射在不明显增加药物毒性的前提下，累积药物剂量增加，相对于 5-Fu 静脉注射有更长时间的放射增敏效应，促进了其在局部晚期胰腺癌的研究。胃肠其他部位的研究也提示 5-Fu 连续输注提高生存率。已完成的胰腺癌 I 期和 II 期临床研究表明 5-Fu 静注有效且无过度的治疗相关毒性。ECOG 进行的 I 期临床试验发现连续静注 5-Fu 的 MTD 为 250mg/（m^2·d），剂量限制毒性是胃肠道反应。1 年无进展生存率为 40%，中位生存时间 11.9 个月，2 年生存率为 18%。虽然现在还没有随机研究报道，但放疗联合 5-Fu 已广泛运用于临床，目前正在进行含 5-Fu 的联合化疗结合放疗在局部晚期胰腺癌的研究。

另外，也有口服 5-Fu 类药物卡培他滨联合放疗治疗胰腺癌的报道。卡培他滨的剂量由直肠癌联合治疗模式延伸而来，治疗期间 1600mg/（m^2·d），每日分 2 次口服。该联合治疗模式尚未有随机试验报道。普遍公认的是卡培他滨联合吉西他滨治疗转移性胰腺癌比单用吉西他滨更有效。有一个 533 例晚期胰腺癌的临床随机试验，分别入组单药吉西他滨化疗组和吉西他滨加卡培他滨化疗组。吉西他滨联合卡培他滨化疗组可显著增加有效率，并有统计学意义（14.2% 和 7.1%；$P=0.008$），且总生存风险比（HR）统计学上显著改善（HR 为 0.80；95% 可信区间为 0.65~0.98）。尽管两组中位生存时间的可信区间有重叠，但吉西他滨联合卡培他滨组为 7.4 个月（95%CI，6.5~8.5），而单独吉西他滨组为 6 个月（95%CI，5.4~7.1）。卡培他滨联合放疗的研究需要进一步证实。

总之，除了一个临床研究有争议，与单独放疗或单独化疗相比，通常认为常规外照射联合 5-Fu 化疗可使局部晚期、无法手术切除的胰腺癌患者获得更好的生存优势。外照射联合 5-Fu 治疗的中位生存时间和 2 年生存率分别为 10 个月和 12%，因此，对这些患者常使用外照射联合 5-Fu 为基础的化疗。

（二）增加外照射剂量

由于上腹部正常组织（肝脏、肾脏、脊髓和肠）对外照射耐受性有限，通常总剂量只给 45~54Gy，分 25~30 次。对于无法切除的肿瘤，该放疗剂量不足，前瞻性和回顾性研究表明局部肿瘤进展率高和生存率低。例如，在 GITSG 第 2 个临床试验中，应用 60Gy 放疗联合 5-Fu 化疗，作为首个失败部位，局部进展的发生率是 58%。梅奥诊所报道了类似的结果，122 例不可切除胰腺癌患者经外照射 40~60Gy，局部失败率为 72%。有研究试图评估增加放疗剂量是否提高疗效。Thomas Jefferson 大学医院报道，对 46 例手术探查无法切除胰腺癌的患者进行外照射（63~70Gy）伴或不伴化疗，尽管给予高剂量外照射，但局部失败率仍为 78%。

（三）局部晚期转变为可切除

由于手术切除原发肿瘤仍然是胰腺癌唯一潜在治愈的方法，因此对术前放疗进行研究以评估其使局部不可切除胰腺癌转变成可切除的可能性。新英格兰 Deaconess 医院进行了一项研究，对 16 例局部晚期不可切除胰腺癌患者应用新辅助治疗，5-Fu 化疗和外照射 45Gy 联合静注 5-Fu，16 例中只有 2 例（13%）可手术切除。同样，Duke 大学的研究者报道了 25 例局部晚期胰腺癌接受 45Gy 外照射和 5-Fu 化疗（加或者不加顺铂或丝裂霉素-C）后，仅 2 例（8%）行阴性切缘的完全切除。斯隆-凯特琳纪念肿瘤中心进行了一项前瞻性研究，对 87 例局部晚期胰腺癌患者应用联合治疗方案，有 3 例达到完全缓解。这些患者进行手术切除，2 例仍有局部进展，1 例切缘阴性患者在 18 个月后复发死亡。诸多研究表明，利用目前的新辅助放化疗不可能把不可切除病灶转变为可切除，也不能达到联合治疗增加潜在可治愈患者数量的目的。要牢记扩宽局部晚期胰腺癌的定义将得到更为满意的结果。然而，如果仍以严格的 CT 图像为标准定义局部晚期胰腺癌，包括仅累及动脉（肠系膜上动脉或腹腔干受累）或肠系膜上静脉、门静脉被包绕或闭塞，那么，利用目前的放化疗方法很难达到满意的降期以完全切除。

（四）术中放疗

由于常规外照射和化疗的局部控制率较低，因此采用特殊的放疗技术来增加肿瘤区的照射剂量，以改善肿瘤局部控制率而不明显增加正常组织并发症。这些技术包括用碘-125 插植和术中放疗提高照射剂量，并联合外照射和化疗。据报道与常规外照射相比，使用这些技术在大多数治疗研究中有较低的局部复发率，并改善中位生存期，但尚不清楚是否与先前更优的治疗或病例选择有关。

最近，麻省总医院的研究者报道了 150 例患者经术中放疗、外照射和化疗的结果。虽然该研究跨越近 25 年，但因为它第一次显示不可切除胰腺癌患者长期生存是可能的，所以还是很有意义的。尽管 3 年和 5 年生存率并不高（分别为 7% 和 4%），但与同时代的胰腺癌手术切除患者（分别为 20% 和 10%）或姑息性胰十二指肠切除术患者（分别为 6.3% 和 1.6%）的研究结果相比没有明显差异，特别是考虑到后者的肿瘤更小。对 25 例患者使用直径较小的适形器（5cm 或 6cm）治疗，2 年和 3 年实际生存率分别为 27% 和 17%。此外，该研究提示术后和治疗相关的晚期毒副作用发生率是可接受的。这些研究结果支持选择病灶较小、肿瘤不可切除患者进行术中放疗的进一步创新性研究。

（五）新化疗药物

由于标准放化疗的肝脏和腹膜转移率高、疗效差，目前和将来应对外照射联合新的全身性药物包括吉西他滨和紫杉醇进行进一步研究。对这些药物的兴趣是基于其全身细胞毒效应和放疗增敏作用。众多研究者进行了Ⅰ期和Ⅱ期外照射联合吉西他滨的临床研究。维克森林大学和北加利福尼亚大学的研究者报道了Ⅰ期临床研究的结果，19例无法切除不能手术的胰腺癌患者每周接受两次吉西他滨化疗，联合上腹部同步外照射50.4Gy。在该研究中吉西他滨的最大耐受剂量为40mg/m²。在这个剂量水平，能很好地耐受吉西他滨。在至少随访12个月的8例患者中，3例仍生存，其中1例未发现疾病进展。随后肿瘤和白血病研究组（CALGB）对局部晚期胰腺癌进行了Ⅱ期临床研究，结果显示入组的38例患者中位生存时间为8.2个月。McGinn等开展了一项Ⅰ期试验，改变了剂量方案，对37例局部晚期或不全切除的胰腺癌患者应用每周全量吉西他滨联合放疗（剂量递增），患者接受2个周期的吉西他滨，在第1、8、15天应用1000mg/m²，28天1周期，在最初的3周同步外照射。放疗最佳剂量为36Gy，每次2.4Gy，建议Ⅱ期临床研究验证其疗效

也有研究吉西他滨联合5-Fu和放疗的试验。ECOG进行了Ⅰ期临床试验，连续静脉输注5-Fu 200mg/m²，吉西他滨每周50～100mg/m²，外照射59.4Gy。7例患者中5例出现了明显的剂量限制性毒性反应——胃或十二指肠溃疡、血小板减少或Stevens-Johnson综合征。由于这些毒副作用，学者认为吉西他滨、5-Fu和外照射联合是不合适的。然而，麻省总医院、Dana Farber肿瘤中心和布莱根妇女医院进行了一项Ⅰ期或Ⅱ期临床研究，对局部晚期胰腺癌患者连续输注5-Fu和吉西他滨每周化疗联合同步外照射放疗50.4Gy。在该研究中，当连续静脉输注5-Fu 200mg/m²和同步外照射时，吉西他滨每周MTD为200mg/m²。在该研究中，治疗的32例（13例用MTD）中仅1例出现3度胃肠出血的严重毒性反应，对此的解释是外照射剂量低、照射野小和每周5天连续静脉输注5-Fu，而非7天。该剂量被用于CALGB的多中心Ⅱ期临床试验，其结果有待公布。

布朗大学的Ⅰ期临床试验评估了紫杉醇联合外照射（50Gy）在不可切除胰腺癌和胃癌中的应用，常规放疗时紫杉醇每周的最大耐受剂量是50mg/m²，可评估13例胰腺癌有效率为31%。在布朗大学的Ⅱ期临床研究中，应用外照射50Gy联合紫杉醇50mg/（m²·W），在可评估的18例胰腺癌中6例（33%）部分缓解，7例（39%）稳定，仅1例（6%）在治疗结束后出现局部肿瘤进展，4例（22%）出现远处转移。这个结果促使RTOG进行了一项应用紫杉醇联合外照射治疗不可切除胰腺癌的Ⅱ期临床试验。结果显示109例患者的中位生存时间为11.2个月（95%CI，10.1～12.3），估算的1年和2年生存率分别为43%和13%。当大野放疗时，患者对外照射加上同步每周紫杉醇的耐受性好。这些资料为RTOG研究紫杉醇和放疗联合第2种放疗增敏剂、吉西他滨和法尼西基转移酶抑制剂提供了基础。

（六）放化疗对生活质量的作用

尽管放化疗对局部晚期胰腺癌有潜在生存益处，但这些获益还是有限的，除极个别外，所有患者终将死于该病。虽然如此，放化疗可以获得显著姑息减症效果。疼痛、食欲减退、疲乏和消瘦都是常见的相关症状，这些明显影响了患者的生活质量。使用前面提到的技术（包括术中放疗），虽然许多临床研究显示其效果并不好，但大量临床研究报道其对疼痛的完全缓解率可达到50%～80%。应用单独外照射伴或不伴化疗，35%～65%的患者疼痛缓解，并改善消瘦和梗阻症状。在体力状况和食欲减退方面的改善还不明显。由于该疾病的死亡率高，因此生活质量必须是临床研究的重要终点观察项目之一。

六、靶向治疗未来研究方向

由于对肿瘤的生物学基础有了更好的理解，使用肿瘤特异性靶向药物的研究日益增多。临床前的研究证据表明靶向药物[如血管内皮因子受体（VEGF）抗体和表皮生长因子受体（EGFR）抗体]对化疗和放疗的疗效有相加或协同效应，因此前景看好，这些靶向药物在转移患者中的应用已被广泛研究。目前，相对于单独化疗，唯一证实在转移患者中具有统计学显著生存获益的靶向药物是厄罗替尼，该药是一种抗 EGFR 酪氨酸激酶抑制剂。然而，生存获益较小，1 年生存率从 17% 提高到 24%。吉西他滨联合厄罗替尼组对比吉西他滨联合安慰剂组，中位无进展生存时间和总生存时间获益较小（前者为 3.75 个月和 3.55 个月，$P=0.003$。后者为 6.37 个月和 5.91 个月，$P=0.025$）。在一项 I 期研究中，对局部晚期胰腺癌患者应用厄罗替尼、吉西他滨联合放疗，发现厄罗替尼的 MTD 为 100mg/d，吉西他滨隔周 40mg/m^2 和外照射 50.4Gy，治疗的 8 例患者中，7 例稳定，1 例行 R1 切除。另一个 I 期临床研究报道了在局部晚期胰腺癌患者中厄罗替尼、吉西他滨、紫杉醇联合放疗的 MTD。另一种 EGFR 抑制剂——西妥昔单抗，在对转移患者进行的 II 期临床试验中也取得了很有前景的结果。一项 II 期临床研究对 41 例晚期胰腺癌患者使用 EGFR 抑制剂抗体西妥昔单抗联合吉西他滨，结果显示有效率为 12%，中位无进展生存时间为 3.8 个月，中位总生存时间为 7.1 个月。西南肿瘤研究组 S0205 应用吉西他滨联合西妥昔单抗或安慰剂的 III 期随机临床研究最近完成入组，其结果值得期待。两个较小的临床试验报道了西妥昔单抗联合吉西他滨和放疗在局限期胰腺癌中应用的初步结果。研究表明西妥昔单抗可以足量与化疗、放疗联合，而不增加毒性反应，目前正等待其疗效。

临床前试验数据表明 VEGF 抑制剂具有放疗增敏效应。RTOG 目前正进行一项 II 期临床研究，使用抗 VEGF 抗体贝伐单抗联合外照射和卡培他滨治疗胰腺癌，然而，在转移患者中得到的初步结果提示化疗+抗 VEGE 抗体并没有获益。一项 II 期临床试验联合吉西他滨和贝伐单抗治疗 52 例晚期胰腺癌患者，有效率为 21%，中位无进展生存时间为 5.4 个月，中位总生存时间为 8.8 个月。一项应用吉西他滨联合贝伐单抗或安慰剂（CALGB 80303）的 III 期临床随机研究已完成入组，然而最近报道贝伐单抗+吉西他滨并未获益。

七、总结

攻克胰腺癌仍然是肿瘤学中最艰难的任务之一。新的影像学检查使分期更加完善，从而改进了治疗决策。在过去的 30 年里，局部晚期胰腺癌经过放化疗联合治疗，中位生存期取得了一定的提高，然而，并没有明显改善长期生存时间。通过使用特殊放疗设备，安全地提高了放疗剂量，局部肿瘤控制得到了提高。对于这种易转移的恶性肿瘤，即使应用这些技术，是否能获得生存益处尚不清楚。现在的临床试验仍在探索新的全身性并有放疗增敏作用的药物。

尽管目前的治疗还有其局限性，但通过联合治疗可以使多数患者达到姑息治疗，在这些患者的诊疗设计中，生活质量应考虑为最重要的研究终点之一。当患者的身体状况较差或很弱时，单药吉西他滨可以合理地替代联合治疗模式。通过对该肿瘤基础生物学异常的探索，将有可能显著改善患者的长期生存。

第五章 子宫内膜癌

第一节 局部解剖

子宫是位于真骨盆正中平面的一个肌性器官，由峡部分为宫体和宫颈。宫体上部为宫底，它衍生出两个角通向输卵管。子宫表面被腹膜覆盖，宫腔内覆盖着由柱状细胞构成的许多管状腺，被称为子宫内膜，子宫壁由子宫肌层构成，主要组成为平滑肌纤维。子宫主要由骶韧带和主韧带固定，其他还有圆韧带和阔韧带。主要血供来自于子宫动脉，它环绕子宫流通并在峡部注入子宫。子宫淋巴网向两侧沿宫旁汇入宫颈旁淋巴结、闭孔淋巴结，再汇入髂外和下腹淋巴结，随后盆腔淋巴管汇入髂总和腹主动脉旁淋巴结，宫体上段和宫底的淋巴管通过漏斗骨盆和圆韧带直接汇入腹主动脉旁和上腹淋巴结，而从阔韧带到股动脉淋巴结的引流则有其他通路。

第二节 流行病学及临床表现

一、流行病学

随着人口老龄化和肥胖率的增高，子宫内膜癌（endometrial cancer，EC）极有可能成为美国最常见的妇科恶性肿瘤。国家癌症协会的监管机构，流行病学及预后（SEER）计划表明，仅2005年一年就有40880例EC新发病例和7310例死亡病例。其中75%的病例在诊断时病变仍局限于宫体和宫颈，初步估算预期生存率>75%。

子宫内膜癌主要发生于绝经后的妇女中，中位发病年龄为61岁。25%的患者发生于绝经前，其中包括5%的诊断时年龄<40岁的患者。子宫内膜癌的危险因素包括肥胖、糖尿病、月经初潮早和（或）绝经晚、不正规的雌激素或他莫昔芬治疗、无排卵周期及无生育史。正常体重的绝经前患子宫内膜癌的妇女，其不育、月经周期不规律、患多囊卵巢综合征和同时发生子宫内膜及卵巢的其他肿瘤的概率有所增高。

子宫内膜癌通常依据生物学及临床行为分为Ⅰ型和Ⅱ型。Ⅰ型占85%，与高雌激素水平和低级别相关，为子宫内膜样癌。Ⅱ型为雌激素非依赖性，在子宫萎缩者中发病率较高，通常由低分化的、子宫浆液性乳头状癌（UPSC）或透明细胞癌（CCC）和恶性中混杂苗勒管来源的肿瘤（MMMT）。Ⅱ型占15%，多为经产妇、老年，且很肥胖者。过去20年中，分子遗传学研究表明这两种类型的子宫内膜癌有不同的发病机制。

家族性或遗传倾向表明遗传性非息肉性结直肠癌（HNPCC）或Lynch综合征Ⅱ型会增加EC的患病风险。大多数HNPCC的家族性可用MLH1、MSH2或MSH6的基因错配修补导致的突变来解释。患有这种综合征的妇女有40%~60%的风险到70岁时发展为EC，这种风险与发展成结肠癌的情况相似。

二、临床表现和自然病史

75%的子宫内膜癌症状表现为绝经后阴道出血或排液,此时应该尽快进行子宫内膜取样。其中72%的患者将被诊断为局限于宫体内的Ⅰ型子宫内膜癌,术后长期生存率高。大多数进展期子宫内膜癌表现为子宫或直肠出血、便秘、疼痛、下肢淋巴水肿、由腹腔积液导致的腹胀、咳嗽和(或)咯血。虽然应用了现代综合性治疗,局部和远处转移的患者的生存率仍然较低。

子宫的恶性间质肿瘤(癌肉瘤或 MMMT)通常表现为绝经后阴道出血、腹痛、大肿块由宫颈脱出平滑肌肉瘤大多是在子宫切除术的病理标本中意外发现的。子宫癌肉瘤手术分期时有14%的淋巴转移,而平滑肌肉瘤却少于5%,除非是有明显的宫外病变。但平滑肌肉瘤易发生肺转移。子宫肉瘤的宫外浸润预示着预后不佳。

对无症状普通人群没有公认的筛查程序,但是,美国癌症协会仍然推荐携带 HNPCC 基因突变的妇女从35岁开始筛查。

第三节 诊断性检查

病理检查仍然是诊断子宫内膜癌的金标准,它可以区分腺体或间质类型。子宫内膜组织很容易在诊室中通过刮勺获取,偶尔有患者因为未曾生育、先前进行的宫颈手术导致了宫颈狭窄,可考虑使用麻醉下诊刮术。通过使用阴道内超声可估测子宫内膜腔的厚度,这适用于那些不愿接受活检的阴道出血患者。如果子宫内膜腔的厚度<5mm,则患 EC 风险很小,即如果不再出血可考虑不必再进行活检。一些外科医生将宫腔镜用于诊刮术,但有报道称管道内扩张装置的吸入法与阳性的腹膜细胞学正相关,虽然目前还不太清楚这种阳性结果与预后的关系。尽管大多数有经验的病理医生很难区分不典型增生和高分化腺癌,但在外科手术和其他治疗前进行病理回顾还是有好处的。

一旦确诊是恶性,需要进行放射性影像(如超声、CT、MRI)和(或)检测升高的血清 CA125 水平来预测是否已有深层浸润或宫外病变,有利于扩展外科分期(ESS),Kimet 等学者报道 MRI 较阴道内超声或 CT 更利于提示子宫深肌层浸润深度,其准确性达到89%,敏感性达到90%,特异性达到88%。

但是国际妇产科联盟(FIGO)只考虑手术分期,因此,在无症状的可疑宫外或远处转移患者中应用术前影像研究增加了费用,同时不能改变辅助治疗方案,因此不应作为常规使用。大多进展期或远处转移的 EC 患者的血清 CA125 的水平都会升高。术前 CA125>40U/mL,未发现远处转移的患者,需考虑在手术分期时施行全盆腔和腹主动脉旁淋巴结清扫术。EC 的正电子发射断层扫描术的临床应用是有限的,然而似乎可以用于评估局部病变的范围和复发时间。

第四节 病理分型及分期

一、病理分型

世界卫生组织(WHO)将子宫体肿瘤分为上皮性、间质性和混合性。依据2003年 WHO 分型来介绍恶性肿瘤和子宫内膜恶性肿瘤相关的病变（如子宫内膜增生症）。

（一）子宫内膜增生症

子宫内膜增生症是一种雌激素依赖性病变，表现为子宫内膜腺体的拥挤和异常，随有丝分裂排列成假覆层和覆层柱状上皮。非典型增生是指在简单型增生或复杂型增生中出现非典型细胞核。子宫内膜增生症如果出现最高危的非典型增生，易伴发或并发子宫内膜腺癌。

（二）子宫内膜癌

宫体的大体检查可表现为子宫内膜息肉样病变、内膜普遍增厚、子宫肌层浸润性病变，或没有异常（特别是如果大部分或全部的肿瘤在原先的诊刮中被刮除后）。

（1）子宫内膜样癌：80%的 EC 为子宫内膜样癌。子宫内膜样癌是雌激素依赖性肿瘤，通常与子宫内膜增生症相关，在非对抗性的雌激素刺激内膜下进展。发生于子宫内膜的子宫内膜样癌（即Ⅰ型）通常早期即被发现，预后也较Ⅱ型为佳，随后会进一步讨论。一些患者进行的长期的他莫昔芬治疗也与子宫内膜样癌相关。

典型的子宫内膜样癌有筛状、葡萄状腺体组成，含多种实体细胞成分，通常在癌腺体间没有间质。它依据腺体和实性区域分级：1 级不超过 5%的实性区；2 级有 6%～50%的实性区；3 级的实性区超过 50%。高级别细胞核提示级别较高，而不仅仅是细胞构成的基础。级别越高可能浸润越深，因此许多恶性肿瘤在级别和分期间有一定相关性。

现行的 WHO 分型中子宫内膜样癌包括鳞状分化的子宫内膜样癌、绒毛管状腺子宫内膜样癌、分泌性腺癌，以及一种含纤毛细胞体的癌。其中将 villo 腺子宫内膜样癌与众多侵袭性乳头状浆液性子宫内膜样癌区分开是非常必要的。

（2）非子宫内膜样：非子宫内膜样癌占子宫内膜癌的 10%左右，常见类型有浆液性、透明细胞性、黏蛋白性、未分化癌。宫体也可发生鳞状细胞癌、移行细胞瘤和其他多种肿瘤类型。浆液性和透明细胞癌是Ⅱ型子宫内膜癌的典型代表，常发生于患有萎缩性子宫内膜的老年女性患者中。

浆液性子宫内膜癌占所有子宫内膜癌中的 5%～10%。这种肿瘤具有非雌激素依赖性，与子宫内膜增生症无关。子宫内膜上皮内癌也许只是一个先驱病变，通常在非常表浅时就已伴发广泛的淋巴结浸润。有时候会以息肉形式发生。这种脆弱的肿瘤组织中脱落的小碎片可经输卵管播散。浆液性癌是一种高度侵袭性恶性肿瘤，需与绒毛管状腺癌和低分化子宫内膜样癌相区分。尽管浆液性癌主要由实体成分组成，但常混有部分乳头状成分。乳头中可能含纤维性间质，但乳头状浆液癌的特点为成簇的肿瘤细胞中不含间质，细胞核大、且有显著的非典型性，有丝分裂多，在未成熟的细胞中可见砂粒体。相对于绒毛管状腺癌，浆液性癌的乳头和腺体间隙是不规则的，即使这些腔隙的边缘是由成簇的赘生细胞和大而非典型的细胞核前凸形成的。通常有淋巴浸润，甚至子宫肌层尚未浸润也可能出现淋巴浸润，所有的浆液性癌均被认为是高级别肿瘤。

子宫内膜透明细胞癌（CCC）是较为罕见的恶性肿瘤，它可能表现为腺体、乳头状或实体瘤形式。肿瘤细胞通常充满透明胞质，但同时也可存在嗜酸性细胞。尽管它的预后较乳头状癌好，但所有的 CCC 还是被认为是高级别肿瘤，因为它是最有可能出现盆腔外复发的子宫内膜癌。

（3）混合细胞型腺癌：混合细胞型腺癌是指子宫内膜不只含有一种类型的癌，且每种类型所占比例不少于 10%。一些类型，如浆液性癌，即使所占比例很小也会导致预后变差。

(三) 组织学和分子学特征的预后重要性

妇科肿瘤组的研究表明以下的组织学特征有预后重要性：肿瘤类型、分级、子宫肌层浸润的深度、淋巴管浸润范围（LVSI）、宫颈受侵（间质浸润）及肿瘤扩散至宫外。子宫内膜样癌的非典型增生症，是倾向于更低级别的肿瘤，因此预后较好。子宫内膜癌的组织学亚型是一种重要的预后因素，子宫内膜样癌的各种组织学亚型（含鳞状分化的腺癌、绒毛管状腺癌、分泌性癌或含纤毛细胞体的癌）有相同的预后。子宫内膜黏液癌通常为低级别肿瘤，很少出现子宫肌层浸润状况，一般预后较好。浆液性癌、透明细胞癌和未分化癌比子宫内膜样癌的预后差。子宫内膜样癌中出现的非常小的浆液性癌病灶，其分类尚不明确，但浆液性组分一旦＞10%就应该归入混合性癌的类别。

有证据表明子宫内膜样癌和子宫内膜的浆液性癌有着不同的浸润途径。一些子宫内膜样癌与在DNA错配修复基因中的微卫星的不稳定性相关。微卫星的不稳定性与较好的预后相关。相对于此，浆液性癌表现为数个染色体上的杂合子丢失。部分病例表明，浆液性肿瘤可以是从低分化子宫内膜样癌去分化进展而来，这类肿瘤显示了这两种类型的肿瘤的免疫组织化学和分子学特征。

一些分化好的和中分化的子宫内膜样癌是二倍体。非整倍体类型倍增频率是随肿瘤级别增加而增加的，浆液性癌就是非整倍体型。非整倍体的DNA是一种独立的预后不良因素，与进展期、高级别、浆液性组织学和高EC复发率及死亡相关。大多数子宫内膜样癌不同于浆液性癌，具有较低的Ki-67增殖指数。浆液性癌具有典型的P53突变，免疫荧光染色法能证明累积的异常的P53产物的存在。子宫内膜癌通常不显示P53染色，除非是低分化的或存在于广泛的宫外病变；在这些病例中P53突变预示着更差的预后。K-ras和抑癌基因PTEN突变发生在子宫内膜肿瘤中，β-蛋白突变也许发生在侵袭性较差的肿瘤中。浆液性癌比子宫内膜癌PTEN和K-ras的突变频率更低，bcl-2、E-cadherin、β-cadherin、雌激素和黄体酮受体的表达也更低，而C-myc，C-erbB-2和Her2-neu却高表达。CCC相对于浆液性癌Ki-67指数更高，P53更低。LEC中表达环氧化酶-2提示肿瘤更具侵袭性、预后更差。在生化因素中，雌激素和黄体酮受体的表达与低侵袭性的临床行为相关。

(四) 子宫肉瘤

子宫肉瘤比子宫内膜癌更为少见。WHO分型包括子宫内膜间质肿瘤、平滑肌肿瘤、混合间质肿瘤。混合肿瘤很少见。对于子宫肉瘤，肿瘤分期是最重要的预后因素。子宫内膜间质肉瘤是一种浸润性肿瘤，它的组织学特征类似增殖期的子宫内膜间质，匍行侵入子宫肌层。在显微镜下，可见到在正常子宫内膜中也能见到的小血管，细胞核没有典型的异型性。有丝分裂的速度虽然各不相同，但通常都较低。相反，高级别子宫内膜癌则没有类似的子宫内膜间质，细胞核具有多形性、非典型性，有丝分裂速度快。

平滑肌肉瘤通常为单个的子宫肌层肿块，体积较大，常有区域坏死，当呈现出核异型性、有丝分裂速度快、局部可凝固性的肿瘤坏死。可通过这些组织学特征来诊断平滑肌肉瘤。

(五) 混合性上皮和间质肿瘤

WHO分类的这类恶性肿瘤包括腺肉瘤和MMMT。宫体的腺肉瘤表现出在恶性的间质周围包绕着良性的腺体。恶性混合性苗勒氏肿瘤既有恶性上皮（癌）的成分，也有恶性间质（肉瘤）的成分。MMMT很可能表示子宫内膜样癌的去分化，这种情况常发生于浆液性癌中，通常为大块型、有坏死、浸润深。同型性肿瘤的间质细胞为宫体通常可见的那些细胞，而异型性肿瘤也许会含有软骨、骨和横纹肌细胞。转移瘤通常为肿瘤的恶性上皮成分，而且发生于低分化、侵袭性高的肿瘤中。分期是这类肿瘤最重要的预后因素。

二、临床病理分期

1988年前EC的临床分期，有明显宫外病变或宫颈受浸润者先进行放疗再进行子宫切除术。妇科肿瘤工作组手术分期研究的数据表明这种临床分期的准确性低，23%的患者在术后需提高分期。1级局限于子宫内膜内病变的患者的盆腔淋巴结转移率<3%，而3级伴外科治疗肌层受侵的患者的转移率则>30%。主动脉旁淋巴结转移，1级或盆腔淋巴结无转移者罕见，而2级、3级则分别为14%、23%。因此，为更准确地评估5年预后、更好地选用适合的辅助治疗方式，FIGO推荐采用子宫体癌的手术分期。国际妇产科联盟分期法如下。

0期：非典型性子宫内膜增生、原位癌。组织学发现可疑的恶性肿瘤。0期病例不应用于任何治疗学统计中。

Ⅰ期：肿瘤局限于宫体。

Ⅰa：宫腔长度<8cm。

Ⅰb：宫腔长度>8cm。

腺癌的组织学亚型：

1级：高分化腺癌。

2级：已分化的腺癌中夹杂着部分实性区。

3级：大部分为实性区或完全的未分化癌。

Ⅱ期：浸润至宫颈但未超出子宫。

Ⅲ期：浸润至宫体宫颈外，但未超出真骨盆。

Ⅳa期：浸润超出真骨盆或累及膀胱、直肠肿瘤侵犯膀胱和（或）肠黏膜。

Ⅳb期：远处转移包括腹内和（或）腹股沟淋巴结转移。

尽管一些人推荐用FIGO手术分期作为标准分期，但尚未在全世界内形成常规。Morrow等报道了895例手术分期的患者，其中只有48例有阳性的主动脉旁淋巴结转移，且47/48或者是可疑主动脉旁淋巴结转移、大体阳性盆腔淋巴结转移、附件受累或者是子宫深肌层浸润。因此，结论是"将手术评估主动脉旁淋巴结的适应证，限制在那些经触诊怀疑其主动脉淋巴结转移，或有阳性盆腔淋巴结转移、附件大肿块或>1/3子宫肌层浸润等高危因素的患者中是符合逻辑的"。这些高危因素仅存在于25%的患者中，但这25%的患者中却有98%的主动脉旁淋巴结是阳性。虽然对于手术分期是否列为常规应用存在争议，但妇科肿瘤协会和美国妇产科医师学会认为所有患者的标准治疗都要尽可能进行全面的手术分期。

按照GOG标准ESS，子宫内膜癌淋巴清扫术应包括：任何已受累的或怀疑受累的盆腔或主动脉旁淋巴结的切除或活检；如果没有淋巴结受累，淋巴组织应清扫到腔静脉末端上方、肠系膜下动脉的下方，在主动脉和肠系膜下动脉至左正中髂总动脉间的左输尿管段之间，每侧髂总动脉远端，髂外动静脉近端1/2的前方和内侧，闭孔脂肪垫末端1/2的前方至闭孔神经处。另外，对于浆液性乳头状癌或透明细胞癌需进行大网膜取样活检，因为这种细胞类型有向上腹部扩散的倾向。

第五节 治疗

一、放射治疗技术

在 EC 治疗中腔内近距离放疗（ICB）和 EBRT 既能单独应用，也能联合应用。在过去的 80 年中，放疗经历了从术前 RT（EBRT 联合/不联合 ICB）到术后 EBRT 联合/不联合阴道内近距离放疗，到 20 世纪 90 年代早期单纯 EBRT 的变化。随着 ESS 的推广，术后单纯 IVB 应用增多，尤其是在中危患者中，同时也出现一种依据手术标本的病理学特征的"量身制定"的辅助治疗趋势。

（一）术前放疗

尽管在有 ESS 的时代，术前放疗应用得已经越来越少，但它仍是宫颈或阴道大肿块（FIGO 临床分期分别为Ⅱb 和Ⅲ期）患者的一种选择。单纯 ICB 或联合盆腔 EBRT 均可被考虑应用。盆腔大肿块或腹膜后淋巴结转移，但没有远处转移的患者，可考虑术前扩大野 RT（EFRT）和手术分期后的近距离放疗。单纯进行 ICB 的患者可在完成插植后 1~3 天进行筋膜外的全子宫切除术。如果需要进行 EBRT，手术可在放疗结束 4~6 周后立即进行，这段时间可使放射性炎症得以吸收。

（1）术前腔内近距离放疗：Mallinckrodt 放射研究所支持应用宫腔内填充 Heyman-simon 胶囊的后装治疗方式。在没有 Heyman-simon 胶囊时，一根或两根宫腔管联合阴道卵圆体的施源器组合也可以。如果肿瘤累及阴道，则应用 Delclos 阴道柱状施源器进行全阴道照射。如果肿瘤浸润厚度 ≥5mm，可考虑 Syed-Nebblett 组织间插植。Grigsby 等报道了 858 例临床Ⅰ期的接受术前 RT 的 EC 患者（海曼胶囊和宫腔内施源器 2500~4000mghRaEq，上段阴道表面剂量为 6500cGy），在完成 RT 后的 3 天到 6 周内接受 TAH-BSO 手术，术后如果有深肌层浸润，则进行术后 EBRT（全盆腔 2000cGy 及宫旁 3000cGy 中间楔形挡铅）。患者的 5 年生存率为 84%，FIGO 临床分期Ⅰa 和Ⅰb 患者的 5 年 PFS 分别为 92% 和 86%。

（2）术前外照射：宫颈大肿块的患者可从盆腔 EBRT 和 ICB 中潜在获益。推荐在 CT 扫描时口服和静脉应用造影剂，在阴道内放置阴道标记，阴道受累最远端放置粒子标记。大体肿瘤体积（GTV）包括整个宫体、宫颈、阴道受累处和任何淋巴结肿大区域处。临床靶体积（CTV）包括 GTV 和潜在有微小病灶的盆腔淋巴结区，即闭孔、髂外、髂内和下端髂总。需注意侧野中前界的髂外和后界的骶前（S_2~S_3 水平）是否包全，因为这些都是宫颈大肿块患者的淋巴结高危区。通常患者将接受 20~40Gy（180cGy/f）盆腔四野的外照射（一前一后两侧野）。印第安大学对宫颈有明显浸润的临床Ⅱb 期患者常采用，先全盆外照射转 4500cGy/25f，然后再用宫腔管和阴道卵圆体进行单体的 ICB 照射，A 点剂量为 3500cGy。

（二）术后放疗

目前已证实，与术后观察组相比较，对进行单纯的 TAH-BSO 术或 ESS 术的早期 EC 患者进行术后辅助 EBRT 能提高盆腔肿瘤的控制率和无病生存率，但不利于总生存率。但是 EBRT 相关的急性、慢性毒性反应，主要包括胃肠道和泌尿系反应，在应用 EBRT 时应该权衡考虑。此外，阴道复发率为 70%~75%，其中大部分能成功地进行补救治疗。

EBRT 适用于深肌层浸润（Ⅰc 期）、组织分化差、Ⅱb 期未行 ESS 术、LVSI 阳性的患者。尚不清楚这些高危的患者在完成手术分期后是否能仅进行单纯的阴道近距离放疗。过去，Ⅲ～Ⅳa 期的进展期患者治疗依据病灶的范围、阳性淋巴结情况、选择性手术切除情况而采取各种各样的方式，包括盆腔 EBRT 合并/不合并 EFRT（用于腹主动脉旁淋巴结阳性访点全腹照射 WAI），或者腹膜内放射性同位素 ^{32}P 治疗，后者仅用于腹膜细胞学阳性患者。

1. 术后腔内近距离放疗

过去 20 年中，对大多数中-低危的 EC 患者单纯应用阴道内近距离放疗或观察。与 EBRT 相比，IVB 有花费低、并发症低、耐受性好的优势，劣势在于不能容纳整个盆腔，因此局限于预计盆腔失败风险低、以阴道复发为主的患者中。在 Mayo 临床研究中发现 3 级和 LVSI 阳性是阴道复发的最重要的预测者。过去应用的是低剂量率后装（阴道卵圆体，阴道表面剂量 6500cGy），现在在美国乃至全球高剂量率后装应用得更为广泛。但至今仍未有统一的标准治疗指南，通常每周进行 1～3 次插阴道卵圆体照射，或者更常用的是每周进行 1 次，每次插 700cGy 的阴道卵圆体照射，阴道表面下 0.5cm 深处为处方剂量点，治疗长 3～5cm 的阴道近端。在我们的研究中，全阴道照射仅用于组织病理学类型不佳的，如 UPSC、CCC，应特别关注接口处的衔接情况，避免漏源。

我们研究所在联合 EBRT 时，通常 IVB 分为 500～550cGy×2f（处方剂量点在黏膜下深 0.5cm 处），或 600CGy×3f（处方剂量点位于阴道黏膜表面）两种。其适应证为有高危因素的患者，包括Ⅱb 期、LVSI 阳性、低分化、和（或）子宫下端浸润。Nag 等已发表了更改后的治疗方案。

经偶然发现，印第安大学有时对Ⅲ期患者给予另一种治疗方案，即在 50.4Gy 的 EBRT 后，只给予 1 次高剂量率 IVB，剂量参考点位于阴道黏膜下 0.5cm 处，剂量为 700cGy。

2. 术后 EBRT 技术

术后 EBRT 治疗技术与前面描述的术前 EBRT 相似。因盆腔淋巴结在通常的 CT 扫描下很难区分，所以可按围绕被造影剂增强的血管周围 7mm 的范围定义淋巴结。全盆腔治疗适用于盆腔及腹主动脉旁淋巴结阴性患者，或盆腔淋巴结阳性而腹主动脉旁淋巴结阴性患者，剂量为 45～50.4Gy，以常规分割。EFRT 包括盆腔及腹主动脉淋巴结区域，适用于腹主动脉淋巴结阳性，或盆腔淋巴结阳性、未行腹主动脉旁淋巴结取样，或经 CT 扫描发现盆腔淋巴结阳性未行 ESS 者。CT 模拟在扩大野治疗时，精确勾画肾、小肠、肝和 CTV 是非常重要的。盆腔 CTV 包括腔静脉前、腔静脉和主动脉间、主动脉旁区域，可定义为增强血管周围 7～10mm 的范围。PTV 为 CTV 外放，对于显微镜下所见小病灶 PTV 为 CTV 外放 5～10mm 边界，对于大的残留病灶，外放至 10～15mm 边界。一般来说，治疗显微镜下病灶 EFRT 的剂量为 45Gy。如果切除的腹主动脉旁淋巴结呈阳性，则还需依病灶体积、正常组织限制，将高危区的剂量再增加至少 500cGy，通常采用三维适形技术或 IMRT 技术。术中血管钳标记的已切除肿块区域将有助于勾画局部补量范围。

当前，IMRT 已成为 EC 辅助治疗的重要手段，适用于那些需要行 EBRT，又想尽可能减小急、慢性胃肠道和泌尿生殖系毒性反应的病例。另外，IMRT 或调强弧形治疗均能明显降低骨髓受量，提高同时接受盆腔（腹主动脉旁淋巴结区域）RT 联合全身化疗患者的血液学耐受程度。但是，这些技术的实施需要精确的靶区勾画（CT 扫描时口服和静脉应用造影剂），高度的患者体位重复性、清楚地理解器官间的运动，以更好地获益。

全腹放疗：WAI 能减少上腹部复发率，实施时需强调有足够的范围能在所有呼吸相时都能覆盖膈，它要求避免照射肝外膜。另外，为提高总耐受剂量应适当地确定肾脏位置。WAI 剂量通常为 2500～3000cGy（150cGy/f）。通常腹主动脉旁区域剂量在 4200～4500cGy，盆腔剂量为 5040～5100cGy。肾剂量应由一个 100%的后位挡铅限制在≤2000cGy。Martinez 等推荐使用肝脏挡块将全肝总量限制在 2250cGy，但是未被普遍接受，在 GOG-122 试验中也未应用。大多数与 WAI 相关的毒性反应是胃肠道反应，某些研究中的患者 3～4 级胃肠道反应可高达 10%～15%。此外，已报道的 3 级肾毒性反应和（或）肝毒性反应可达 2%，血液学毒性在 4%～15%。IMRT 和 tomo 技术能提供更高剂量、更均一的剂量分布，将毒性反应降得更低，从而减少腹腔内失败率。

二、不适合手术治疗的早期 EC

尽管手术治疗包括 TAH-BSO 及淋巴结清扫术已是 EC 的标准治疗方式，但是有 3%～10%的患者合并明显的基础疾病，包括病态肥胖和（或）严重的心血管问题，以致无法进行手术。对于这些不适合进行手术治疗的病例，可选用 RT，且各治疗协会有着各自不同的对于各期放疗的成功经验，多为应用近距离放疗联合/不联合盆腔放疗。美国近距离放疗协会（ABS）推荐在决定子宫肌层厚度和浸润深度时最好选用 MRI。

单纯 ICB 适用于临床Ⅰa期和某些高/中分化的、CT/MRI 扫描未发现子宫肌层受累或淋巴结转移的Ⅰb期患者。通常应用 Fletcher-Suit 式施源器，实施时需依据宫腔尺寸选择一或两根宫腔管和（或）Simon-Heyman 胶囊，联合阴道卵圆体，与先前描述的术前 ICB 技术相似。关于合适的剂量或处方剂量点尚无统一观点。某些研究中心采用低剂量率 ICB，用一或两根施源器，A 点剂量为 7000～7500cGy。为了对侧面和上方提供足量的剂量分布，宫腔管的置入与宫颈癌的不同。虽未成为常规，但它很可能可以为大块肿瘤（在 MRI 上勾画）和 CTV（定义包括宫体、宫颈和 2～3cm 长的阴道）提供更精确的剂量分布。在 Mallinckrodt 研究中心处方剂量规定：宫腔内的源总活度（通常为 Simon-Heyman 胶囊和宫腔管）为 5000mghrRaEq，阴道卵圆体为 3000mghrRaEq；单纯 ICB 治疗的Ⅰa期患者的盆腔控制率达到 100%，EBRT 联合 ICB 的Ⅰb期患者的盆腔控制率为 88%。Chao 等证实应用该方法有 2.1%的并发症发生率及 4.2%的危及生命的并发症发生率，这是合理的。

据报道应用高剂量率 ICB 治疗 EC 取得了卓越的疗效，其无病生存率Ⅰa期和Ⅰb期分别为 80%和 55%～60%，当然其慢性毒性反应也高达 24%，可能与宫腔过量和随之而来的直肠、小肠高剂量有关。ABS 推荐单纯高剂量 ICB 或联合外照射情况下的处方剂量点（位于宫腔内源的轴中点旁开 2cm 处）、分次数、分次剂量、联合 EBRT 以及优化 Nag 等对此进行了综述。在应用这种方法前，强烈建议应仔细阅读该指南。

Ⅰ期差分化或深肌层浸润及Ⅱ期不能手术的患者，应采取 EBRT（45～50Gy）联合 ICB。如果宫颈受累，临床分期为 FIGO Ⅱ期，大多数试验表明，经 RT 后的患者的无病生存率较Ⅰ期的患者差 10%～20%。

进展期 EC 因全身播散较快、局部肿块大，所以很难通过单纯 RT 控制。但大量试验表明 RT 后长期无复发的患者占大多数，其 5 年带瘤生存率可提高至 50%。事实上许多Ⅲ期临床试验的分期是基于阴道小结节，这样通过 ICB 可获得足够的治疗。没有盆腔淋巴结或腹膜后淋巴结转移的Ⅲ期患者在盆腔部治疗后，再行 ICB 治疗，或者，有淋巴结转移患者可在行 EFRT 和 ICB 治疗后，如果一般状况允许，可进行全身化疗或入组试验。这种情况比较少见，通常有盆腔进展和腹膜后病灶的患者也合并多种合并症，导致不能采取像这种积极的治疗方法，只能考虑应用姑息治疗。

三、复发的子宫内膜癌：挽救性治疗
（一）局部复发
（1）单纯术后：早期单纯术后患者的盆腔复发率为5%～15%，其中70%～75%为孤立阴道复发灶。以下因素决定了复发后治疗的预后：复发病灶大小、位置（阴道还是其他盆腔/其他局部）、最初的组织学和分级、诊断及复发的间隔时间、最初的治疗、RT剂量、近距离放疗的应用。据报道根治性RT的挽救率：孤立阴道病灶为65%～80%（病变局限于阴道黏膜可高达80%～90%），其他盆腔和（或）区域复发性为25%～60%。但5年生存率仅为30%～60%，而且区域复发率和（或）远处失败率较高，表明需要进行更积极的挽救治疗，也许运用综合治疗更好。

术后复发性EC的治疗通常需要EBRT联合近距离放疗，且RT剂量较辅助治疗更高（尤其是单独应用IVB时），其毒性反应也更高（3～4级毒性反应可达15%～20%）。

EBRT治疗体积包括局部和区域的GTV及淋巴结区域（闭孔、下腹、髂外、髂内淋巴结）。GTV外应放2～3cm的边界，没有明确淋巴结者转移应外放1.5～2cm的边界。通常，需行45～50Gy的盆腔EBRT后，再行近距离放疗（20～25Gy，用插植联合/不联合腔内治疗的技术），在阴道远端1/3受累的患者中EBRT需包含阴道口或外阴，强力推荐包含腹股沟淋巴结。

在我们研究中心，整个阴道表面接受了60Gy的剂量，包括低剂量率后装和EBRT。GTV通过查体和（或）CT扫描确定，总量达75～80Gy，包括EBRT和低剂量率后装。单纯腔内近距离放疗（低剂量率或高剂量率）适用于阴道病灶厚度<5mm的病例，这样，处方剂量点应位于阴道黏膜下0.5cm处，但病变局限于阴道黏膜表面的病灶除外。对于厚度75mm的病灶应采用插植近距离放疗。

盆腔/区域复发不是近距离放疗所能控制的，应接受其他的辅助治疗，如适形技术（可选用多个共面或非共面布野方式）或IMRT技术，这样能使肿块的总剂量达6500cGy，使小肠受累限制在4500cGy以下。在盆腔外淋巴结受照剂量扩展至髂总和（或）腹主动脉旁，而没有远处转移的病例，应考虑应用EFRT，据有无相关的阴道复发联合/不联合近距离放疗。这类患者远处失败的风险非常高。尽管关于综合治疗的数据有限，但一些研究指出联合治疗也许能提高疗效。类似的是，如果患者在完成EFRT后仍有残留病灶，由于远处失败率高，应考虑将这些进展或复发性患者入组到临床试验中，而不是等待其进展。另一种治疗方法就是像GOG-184临床试验中应用的那样，"量身裁剪的EBRT"在后联合。

（2）手术和放疗后：挽救性手术的地位。EC经手术和辅助RT治疗后其复发部位主要在盆腔外，过去的几十年中各大中心都采用局部剜除术。高选择组5年生存率为20%～45%，并发症发生率高达60%～80%。现在对于盆腔外复发病灶鼓励更积极的手术切除，有报道称如果能完全切除没有残留病灶，则能提高局部控制率，且5年生存率可达60%，但这类手术的围术期并发症的风险高达8%～10%，所以应由有经验的医师实施，且需加强围术期护理。

（二）区域和远处病灶
子宫内膜样癌中有类固醇受体的表达，这推动了孕激素治疗进入Ⅱ期研究，其包括口服和肌内

注射两种形式,在复发病例中的有效率达 20%～30%。在 GOG 随机试验中比较了口服甲羟孕酮低剂量(200mg/d)和高剂量(1000mg/d)的区别,结果表明高剂量并无优势。他莫昔芬可以阻止类固醇受体的下调,因此被用于内分泌治疗方案。Whitney 等报道了口服甲羟孕酮 MPA 200mg qd×1 周与口服他莫昔芬 20mg Bid×1 周的交替治疗方案,其有效率达 33%。应用口服他莫昔芬 20mg Bid×3 周联合口服乙酸甲地孕酮 80mg Bid×3 周的交替方案,有效率达 27%[95%可信区间(CI):17～38],持续 20 个月后有效率可达 53%。有意思的是,单独应用他莫昔芬则有效率仅为 10%,因此不推荐单纯使用。虽然芳香化酶抑制剂能通过抑制转化来降低血清中的雌激素水平,但其有效率相当令人失望,甚至<10%,因此在临床试验外并不推荐使用。

文献报道单纯应用细胞毒性药物包括顺铂、卡铂、多柔比星、紫杉醇的实际有效率在 20%～35%。GOG 已经开始了一系列随机研究,用于比较以多柔比星为基础的联合化疗。环磷酰胺联合多柔比星未能提高疗效,但多柔比星联合顺铂(AC)能提高有效率和中位 PFS。生理节律的 AC 方案与标准的 AC 方案疗效相当。Fleming 等报道了将紫杉醇添加至 AC 方案中(ACT 或 TAP)与单纯 AC 方案相比较,提高了有效率(34%和 57%)、中位生存率(5.3 个月和 8.3 个月)、中位总生存率(12.3 个月和 15.3 个月)。但是,3 个疗程后即开始出现明显的神经毒性以及需要集落刺激因子治疗。GOG 在 2003 年启动比较 ACT 与卡铂联合治疗紫杉醇方案的研究,以决定是否能够去除多柔比星,以控制骨髓抑制、减少细胞因子的应用,并用卡铂代替顺铂以降低神经毒性反应。

四、姑息治疗

(一)手术

手术在 EC 姑息治疗中的应用包括切除大肿块以改善患者症状和提高生活质量,到解除由复发肿块的导致的机械性肠梗阻。在实施任何手术前均需进行细致的术前评估,包括评估患者的一般情况、营养状况以及既往 RT 史等。影像学资料有助于了解梗阻的数量、部位及腹内病灶范围,用以指导手术决策过程。复发的及预期寿命较短的患者似乎不能从探查术中获益。对预期寿命较短的患者应进行有效的判断和评估,以求得到最好的结果,目的是提高这些患者的生活质量。

(二)放射治疗

手术和 RT 后有大肿块复发和远处转移的 EC 患者通常具有明显的症状,且进一步的全身治疗无效。这些症状也许是因为复发的病灶在盆腔,引起了疼痛和(或)出血。位于脑、胸、腹股沟和其他区域的远处复发也需要姑息治疗。选择姑息治疗方式以及确定 RT 剂量应考虑以下几个方面,盆腔内再发病灶的范围、既往 RT 情况、患者的一般情况及预期生存期。如果患者的一般情况差,和(或)存在广泛远处病灶,就应该选择短程的 RT 方案。如果阴道出血是主要症状,就应选择近距离放疗,包括腔内治疗和(或)插植技术,如果可行的话,通常能取得较理想的症状控制率和相对较低的并发症发生率。如果之前接受过 RT,腔内治疗的肿瘤剂量在 35～40Gy 可以有效减轻症状。如果患者不适合近距离放疗,可选择短程大分割的 EBRT。

五、子宫内膜癌治疗结果的分析

(一)手术

目前有两种 EC 的手术治疗模式:一种是经腹全子宫切除术和两侧卵巢输卵管切除(TAH-BSO)。不做 ESS,随后依据子宫组织的病理学结果选择更为灵活的术后放疗;另一种是常规的

ESS，然后进行更为谨慎的术后放疗。ESS 的拥护者强调它能获取并促使更准确地确定病变范围、为那些没有淋巴结转移的患者节省辅助治疗的费用。

尽管大多数的妇科肿瘤专家都曾报道经 ESS 并发症发生率在可接受的范围内，但有些专家也注意到由此引发的血管损伤、深静脉血栓、肺栓塞风险增加。在高龄、肥胖、高血压、糖尿病、冠心病、慢性阻塞性肺疾病的患者中手术并发症的风险轻度增加。ESS 术后引发淋巴囊肿不常见（＜2%）。术后放疗继发的需要外科手术治疗的慢性肠道疾病发生率较单纯子宫切除术和术后盆腔放疗者高。

起初，ESS 需由经正中切口开腹，有经验的妇科肿瘤专家能探测到某些过度肥胖患者的脂肪深处。脂膜切除术也许能提高到达那些过度肥胖患者的主动脉旁淋巴结的概率，但尚不清楚能否提高主动脉旁淋巴结检出率、提高 5 年存活率。随后，腹腔镜的发展获得了较高的淋巴结检出率，而且减少了并发症的发生、缩短了住院时间。

一些因体质、严重并发症不适合进行 ESS 的患者，也许会引起短期的生活质量问题，也许更适合行阴式子宫切除术，从而 83% 的病变局限于宫体的患者可获取 10 年生存率。另一方面，不是所有妇科肿瘤专家都对 ESS 的应用价值坚信不疑。一些中危 EC 患者没有进行 ESS，只通过术后放疗治疗子宫内膜癌（PORTEC）也获得了较好的成果。ASTEC 研究最初的结果显示对 1400 多名患者进行常规淋巴结取样或仅对可疑的淋巴结进行活检，其 3 年生存率分别为 88% 和 89%。一项关于子宫内膜癌的研究结果（ASTEC）目前仍未得到。

Ⅲ期和Ⅳ期患者通过最大范围的细胞减灭术尽可能地切除病灶，其中位无病生存率是否提高仍不明确。在那些Ⅲc 期的病例中，对临床上的淋巴结受累，但是无肉眼残存病灶的患者，其中位生存率可由 8.8 个月提高至 37.5 个月。

(二) 辅助治疗——放疗

为尽可能地降低复发率，必须对复发高危部位行辅助放疗，其选择标准基于淋巴结状况，若缺少淋巴结信息，则根据宫体标本内发现的组织病理学因素。

1. 早期（FIGO Ⅰ～Ⅱ）

(1) 体外照射：随机对照临床试验。3 个临床随机试验（其中只有一个包括手术临床分期）报道了中危 EC 患者术后增加外照射（EBRT）可提高局部肿瘤控制率和无进展生存率（PFS）。但是，均未被证明能提高总生存率。

Aalders 等进行了亚组分析，结果显示对于ⅠC 期或 3 级的 EC 患者组增加盆腔 RT 能得到疾病特异性生存获益势。在 PORTEC 试验的亚组分析中，将有以下 3 个主要危险因素中的至少两个者归为中-高危（＞15%）复发组：年龄＞60 岁，1～2 级且＞1/2 子宫肌层浸润，3 级伴浅肌层浸润。辅助盆腔 RT 可将中-高危局部复发率从 21.7% 减少至 7.5%。

GOG-99 号试验亚组分析将 2～3 级、LVSI 阳性和深肌层浸润者归为中-高危患者。年龄＜50 岁具有以上所有 3 个危险因素的患者，或年龄在 50～69 岁间具有以下两个危险因素者，或年龄＞70 岁有以下任一条危险因素者似乎更能从 EBRT 中获益。RT 组和观察组的 4 年累积局部复发率分别为 13%、27%。

在 PORTEC 和 GOG 试验中，观察组首次复发部位主要是阴道，70%。PORTEC 研究显示阴道复发挽救治疗的成功率超过49%，且61%的患者获得了长期的局部肿瘤控制。

无论是PORTEC还是GOG试验组都未证明辅助盆腔RT在总生存率上的优势。PORTEC试验组报道了RT组和观察组8年实际生存率分别为71%和77%。GOG-99试验组评估了RT组和观察组的4年生存率分别为92%和86%。高中危组有将近2/3的患者复发及死于癌症相关性疾病。可以假设未获得生存获益的潜在原因是不能有效区分高危患者。最近有一组21000患者的研究（1/3有淋巴结取样），其中20%的患者接受辅助RT（90%为EBRT伴或不伴近距离放疗，10%仅做近距离放疗），证明了辅助RT在Ⅰc期和任何分级的患者中均提高了生存率。

有报道在接受EBRT患者中出现较高的治疗相关并发症：在PORTEC试验中接受或不接受EBRT组的并发症发生率分别为25%和6%，大多数（68%）患者为1~2级胃肠道和泌尿生殖系毒性，2%患者为3~4级。GOG-99试验也得出了相似的结果，盆腔RT组有3%的患者出现3~4级胃肠道毒性。众所周知，手术分期确实影响了GOG研究中的毒性反应，关注那些既做手术又接受RT的患者的淋巴系并发症（观察组和RT组的发生率分别为2.5%和5%）。这类并发症在PORTEC研究中并未提及，因为该研究不做淋巴结清扫术。

从这些随机研究中可得出以下结论：对那些局部复发率＞15%的高危患者推荐使用术后盆腔RT，因为这两个试验中阴道的局部复发率达70%~75%。而且在PORTEC-2中研究者还进行了一个亚组用于比较阴道近距离放疗和EBRT。

尽管在PORTEC试验中没有采用ESS，但在PORTEC随后的重新分析中发现Ⅰc期3级有较高的远处转移率，不仅31%，经盆腔RT后总生存率仅有58%。因此推测，如果这些病例进行ESS，可获得至少30%的阳性淋巴结率，也许可以从比盆腔RT更积极的辅助治疗中获益。

（2）单纯腔内阴道近距离放疗（IVB）：单纯辅助IVB适用于低中危的、患者结果表明，无论这些患者是否进行ESS，都获得了较好的生存率，且复发率较低（≤4%）。而且IVB性价比高。

2. 早期子宫内膜癌的危险因素分组

（1）低危组

低危组：Ⅰa期1~2级和Ⅰb期1级，没有LVSI受侵的证据者，因为淋巴转移和复发风险低，所以单纯进行TAH-BSO也可获得较好的疗效。若LVSI阳性，应该考虑进行IVB。

中-低危组

①Ⅰa期3级，代表一小组盆腔淋巴转移率较低的患者（在GOG-33中为3%）。

行ESS者：因为3级患者的阴道复发率较高，也许可适当进行单纯IVB治疗。值得注意的是，在进行手术分期的GOG-99试验中没有包括Ⅰa期病例。

未行ESS：需考虑盆腔EBRT，尤其是年龄＞60岁、有LVSI阳性证据者这组人群代表中高危患者。年轻患者可考虑单纯IVB治疗或进行观察。在LVSI病例中IVB更有益。

②Ⅰb期2级和Ⅱa期（＜1/2子宫肌层浸润）1~2级。

进行ESS治疗：LVSI阴性的患者，可进行单纯IVB治疗（主要是老年妇女）或观察（年轻妇女）。70岁以上、有LVSI的应被归为高危组，因此尽管IVB也是一种治疗选择，但推荐使用EBRT。

未行ESS：GOG-33试验中发现其淋巴转移风险为6%。年轻患者推荐进行IVB治疗，尤其是有 LVSI 的患者年龄>60 岁的患者考虑进行 EBRT 或者单纯 IVB 治疗。

高危组

① Ib 期 3 级

进行 ESS 治疗：因为这类患者局部和远处失败风险相似，因此推荐单纯阴道近距离放疗尤其是对有 LVSI 的患者。年龄≥60 岁的患者有 LVSI 的，应该选择 EBRT 或 IVB 进行治疗。

未进行 ESS 治疗：在 LVSI 阴性的患者中，盆腔淋巴结阳性的发生率为 10%～15%，则应该推荐盆腔 EBRT 治疗，尤其是年龄≥60 岁的患者。对于年轻的患者，进行单纯 IVB 治疗即足够了。在 LVSI 阳性的患者中，推荐盆腔 EBRT 联合/不联合 IVB 治疗

② Ic 期和 IIa 期（子宫肌层浸润≥50%），1～2 级。深肌层浸润的患者出现阳性盆腔淋巴结的风险≥5%，并有 15%～20%复发风险。

行 ESS：Ic 期，1～2 级，无 LVSI，可行单纯 IVB。有 LVSI 迹象的患者，无论年龄大小，都为 1～2 级，均应考虑 EBRT 联合/不联合 IVB 治疗，或已出现并发症者则考虑单纯应用 IVB 治疗。

未行 ESS：Ic 期，1～2 级，60 岁以上的患者推荐进行 EBRT 治疗。年轻患者，1～2 级，且主要是 LVSI 阳性患者，目前仍在进行尽量 EBRT，仍然存在争论，但是至少应该进行 IVB 治疗。

中高危组患者的辅助放疗方式目前仍在研究中。PORTEC-2 试验中，行 TAH-BSO 而未进行 ESS 的患者，包括 Ib 期 3 级、Ic 期 1～2 级≥60 岁、IIa 期 1～2 级或 3 级（子宫肌层浸润<50%）的任何年龄的患者，随机分为盆腔 EBRT 组和单纯 IVB 组。加拿大国立癌症研究院试验中，对 TAH-BSO 术后而不需进行 ESS 的患者，包括 3 级任何肌层浸润深度、2 级>50%肌层浸润者，随机分为 RT 组（EBRT 伴或不伴近距离放疗）和观察组。医学研究委员会试验、ASTEC 试验都评估了 Ic～IIa 期或 3 级（包括 UPSC 和 CCC 病理）患者中进行 ESS 和辅助 RT 的重要性。

（2）高危组：Ic 期 3 级应归为高危组，应接受 EBRT 治疗伴/不伴 IVB 治疗。不幸的是，这些患者在经盆腔 EBRT 治疗后仍有较高的局部区域复发、远处失败以及死亡风险。因此，对这类患者应采取新策略来提高疗效，如联合全身化疗及体积相关的 EBRT 治疗。

IIa 期（子宫肌层浸润>50%）3 级和 IIb 期任何分级的患者，应行 EBRT 和阴道近距离放疗。不幸的是，这些在 GOG-99 试验中仅代表<10%的患者。这些也许从 EBRT 伴或不伴阴道近距离放疗中获益的患者，其中主要是那些年轻的 LVSI 呈阳性的患者。

不佳病理类型的患者，如 UPSC 和 CCC，均为高复发风险者并且需要辅助治疗。

3. 进展期（FIGO III～IV期）

进展期的 EC 是一组较复杂多样的病例，它的生存率可从 IVb 期的 10%跨越至 IIIa 期仅细胞学阳性患者的>90%。其他预后良好的 III 期的亚组包括附件受累、病理证实的仅盆腔淋巴结阳性腹主动脉为阴性的患者。这些患者进行辅助盆腔 RT 或 EFRT 后生存率在 65%～85%。但是，那些腹主动脉旁淋巴结阳性、大体病灶残留、浆膜浸润，或多个部位宫外病变患者的预后通常不佳，生存率≤40%。

进展期 EC 患者的辅助治疗方式多种多样，包括盆腔 RT、扩大野 RT（盆腔＋腹主动脉旁 RT）、全腹照射（WAI）、化疗。WAI 过去应用于进展期 EC、III～IVa 期以及 UPSC 和 CCC 病理类型差的任何期别的患者，在某种程度上都取得了较好的疗效。但是，因腹内失败率较高及 GOG-122 试验

证实多柔比星和顺铂治疗取得了更高的 PFS 和总生存率，近年来 WAI 逐渐被冷落。

进展期（FIGOⅢ～Ⅳ期）的随机试验：GOG-122 试验对 396 例手术分期为Ⅲ～Ⅳ期（没有远处转移证据），且进行选择性手术切除至残留灶＜2cm 的患者，随机分为接受 WAI 组和辅助多柔比星及顺铂（AP）治疗组。GOG-122 试验中几乎 25％的患者为高危的浆液性乳头状癌或透明细胞癌。5 年 PFS 和总生存率：AP 组分别为 42％和 53％，WAI 组分别为 38％和 42％。不幸的是，两组的复发率都相当高，WAI 组 54％，AP 组为 50％；3～4 级毒性反应（特别是血液学、消化道、心脏和神经性毒性）在 AP 组则更常见。

GOG-184 试验的所有患者都接受了体积相关性 RT，随后给予 1～2 种细胞学毒性药物治疗，包括多柔比星、顺铂，或紫杉醇。该试验是在 2004 年 9 月完成的，数据分析则尚未完成。

（三）辅助全身治疗

化疗联合/不联合放疗

GOG 试验将子宫肌层浸润＞50％、宫颈浸润、盆腔或腹主动脉旁阳性淋巴结、附件转移的患者在接受手术分期和 RT 治疗后分为多柔比星 60mg/m² 治疗组和观察组。这两组在无病生存率、总生存率、失败方式均无差别，但该研究似乎证明力度不足。

RTOGⅠ期的临床试验研究了辅助 RT 治疗同步顺铂化疗（第 1 天和第 28 天），然后进行了 4 周期顺铂联合紫杉醇化疗的方案。其中限于盆腔病变的Ⅲ期患者占 66％，高危Ⅰ期 2～3 级伴子宫肌层浸润＞50％或Ⅱb 期的患者占 34％。其毒性反应在可接受的范围内，局部复发率较低，为 5％。2 年总生存率和无病生存率分别为 90％和 83％，使得这一方案引人注目。但现在除临床试验外，辅助细胞毒化疗尚不推荐用于早期完全切除的病例。

GOGⅡ期试验研究了 WAI 联合小剂量顺铂同步或多柔比星和顺铂序贯治疗Ⅲ～Ⅳ期的 EC 患者。但其血液学毒性严重，因此未计划进行下一步的研究。另一个关于交替化疗和限于盆腔 RT 在进展期 EC 研究中获得了较好的局部和远处控制，其毒性反应在可接受范围内，生存率方面的初步数据也很令人鼓舞，因此被证明是可行的。

尽管在 GOG-122 试验结果发表后，对于进展期病变术后辅助化疗的应用日益增多。但可以明确的是，对于宫颈受累、附件受累和（或）深肌层浸润的病例，如果不进行 RT 而单用辅助化疗，其盆腔治疗失败的风险仍非常高（＞60％）。

内分泌治疗：子宫内膜腺癌细胞含有类固醇受体。目前进行多个关于 EC 术后辅助孕激素治疗的随机对照研究，但是均未显示能显著提高无病生存率或总生存率。且孕激素还与非 EC 相关的心血管死亡事件关联，因此并不推荐其应用在辅助治疗方案中。

六、预后因素

病理分期是最重要的预后因素。盆腔和（或）主动脉旁淋巴结的转移影响复发的方式，且对无复发和总生存率具有不利影响。在没有淋巴结转移的病例中，以下组织病理因素对局部控制率和总生存率具有不利影响，包括：细胞类型、分级、浸润深度和淋巴管浸润范围（LVSI）。在多项试验中还发现患者的年龄也是一项重要的预后因素。

在高级别、非典型细胞类型、深度浸润、宫颈间质受累、LVSI 阳性和老龄患者中更易发生淋巴结转移。子宫深肌层浸润是血源性复发的最大可预测因素，而宫颈间质受累和淋巴结阳性与淋巴管更与复发相关。Ⅳ期或Ⅰ~Ⅲ期合并后至少以下两项危险因素（如宫颈间质浸润、腹膜细胞阳性、淋巴结阳性、非子宫内膜样癌的组织学类型）是腹膜癌复发的最大可预测因素。

LVSI 阳性已经被广泛认为是复发淋巴结转移的不良预后因素；LVSI 阳性主要发生于深肌层浸润的患者中，而与分级无关，与增加盆腔淋巴结转移风险显著者相关，在很大程度上增加了盆腔淋巴结转移的风险。因此，这类病例关键要进行辅助盆腔放疗或淋巴结清扫术。

第六节 子宫浆液性乳头状癌和透明细胞癌

UPSC 和 CCC 不同于经典的 EC，而是预后很差的两种组织学亚型，即使在早期，也有腹膜转移、淋巴转移和全身播散的倾向。因此必须进行完整的手术分期，因为手术可像期望的那样能提高分期。因为这些亚型病例数少，所以很难进行前瞻性研究进而得出治疗推荐。已发表的完整的手术分期后Ⅰ期、Ⅱ期的辅助治疗方法包括：观察、全身化疗、阴道断端近距离治疗、限定范围的 EBRT 联合/不联合化疗、腹膜内 ^{32}P 治疗联合 IVB。大多数临床上推荐的辅助治疗方式都是依据不完整的分期，到目前为止还没有基于Ⅰ类证据的标准方法。

腹腔内复发使一些研究者对这类病例进行辅助 WAI 的研究，单个中心的研究中经常混杂着这些结果。英国哥伦比亚癌症中心的一个相对大样本的回顾性分析显示：78 名接受子宫切除术的患者，病灶局限于子宫内或仅腹腔冲洗液阳性（Ⅰ~Ⅲa 期），行辅助 WAI 的 58 名患者与未行 WAI 的 20 名患者相比较，5 年疾病特异性生存率分别为 74.9% 和 41.3%。Martinez 等报道与此类似，接受"高剂量 WAI"的 UPSC 和 CCC 患者，5 年生存率达 80%，而 5 年无病生存率仅 49%，因为腹内复发率和远处失败率较高。Sutton 等发表了 GOG 第二阶段临床试验结果，对各期的 UPSC 和 CCC 患者施行手术分期减灭细胞术，使残留病灶<2cm，随后接受 30Gy 辅助 WAI，然后腹主动脉旁淋巴结补量增至 45Gy、盆腔补量至 49.8Gy。其Ⅰ~Ⅱ期的 UPSC 和 CCC 的 5 年 PFS 分别为 38% 和 54%，超过半数的治疗失败部位在照射范围内，表明还需要化疗或化放疗等其他治疗方法。Ⅲ期和Ⅳ期即使应用 WAI 疗效也很差，3 年无复发生存率和总生存率分别为 27% 和 35%。几个单个中心的研究表明辅助 RT 很可能是最好的手段，最好是体积相关的 EBRT 和（或）阴道近距离放疗联合化疗的方案。

淋巴结阴性的、行完整手术分期的、没有残留病灶的患者，其潜在的危险因素为腹膜播散，可施行毒副作用小的腹膜内放射性粒子植入治疗。腹膜内放射性磷酸钠（^{32}P）还可用于卵巢的 UPSC 的辅助治疗，且并发症低。同样的，阴道残端复发也可接受毒副作用小的 IVB 模式。印第安纳医科大学的 Hoosier 肿瘤组用联合的方法进行了前瞻性的联合治疗研究，选择 22 名淋巴结阴性的患者接受扩大手术分期术，最大限度地切除肿瘤（使残留病灶<3mm。）患者主要为Ⅰ期或Ⅱ期，治疗方案是在 3 次高剂量率阴道近距离放疗后进行，15mCi 的 ^{32}P 腹膜内植入治疗。结果令人鼓舞，急性毒性反应限制在 1 级，未观察到远期毒性反应。中位随访时间达 39.6 个月，仅 5 例（20.3%）复发，无复发生存率较为乐观。值得注意的是，在治疗早期 2 例出现阴道远端复发，这是因为我们只按常规治疗了近端阴道。之后，治疗方案更改为照射全阴道，未再出现阴道复发。

因为 UPSC、CCC 属于非典型的子宫内膜癌的组织学类型，几乎不含类固醇受体，所以未进行孕激素治疗的研究。即使外科手术分期后，因为腹膜内及远处转移的风险较高，鼓励应用辅助细胞毒素治疗这些患者。在 GOG-122 的试验中，对于进展期 EC 的患者（有 25％为 UPSC/CCC 组织学类型），相较于 WAI 对于多柔比星和顺铂联合方案的 PFS 和总生存率更佳。另外，一些关于联合序贯化疗（紫杉醇+顺铂）和盆腔 EBRT 研究的初步数据也取得了令人鼓舞的结果。辅助细胞毒素化疗、放疗或者一些联合治疗需要进一步研究，但这些罕见的细胞类型又给临床试验设计带来了挑战。

第七节　子宫肉瘤（成人）的处理

因为子宫肉瘤发病率极低，因此在一个研究中心内，很难收集大量的病例进行前瞻性随机研究。此外，疗效分析也常将 MMMT、平滑肌肉瘤、子宫内膜间质肉瘤作为子宫肉瘤混为一组，使得外治疗疗效也变得极其复杂。

一、手术

混合性子宫苗勒肿瘤、子宫内膜间质肉瘤同子宫腺癌一样需要进行 ESS。15％的肉瘤有潜在淋巴结转移，尤其那些有深肌层浸润、LVSI 阳性、宫颈口浸润的患者均为淋巴结转移的高危者。平滑肌肉瘤极可能是血源性转移，但很少转移至盆腔淋巴结（<5％），因此，针对子宫平滑肌肉瘤（LMS）不需要施行 ESS。因为局部区域复发率和远处失败率均较高，关于单纯放疗和化疗的多模式治疗方案得出了令人鼓舞的结果，值得进一步研究。平滑肌肉瘤的辅助治疗地位仍较模糊。辅助 RT 能适当地提高局部控制率，但对生存率无显著影响。

二、放疗

目前对于子宫肉瘤的辅助放疗没有明确的治疗指南，因为研究数据存在争议，同时也缺少随机试验证实能从辅助放疗中获益。通常，放疗应推荐用于以下局部复发风险高的患者：肿瘤高级别、阳性淋巴结（在 MMMT 中更常见）、切缘阳性、有大块残留病灶。在 GOG 的一个临床病理学研究中，有 453 名子宫肉瘤患者，MMMT 和平滑肌肉瘤的复发率分别为 53％和 71％，首次复发部位为盆腔者分别占 21％（其中 19％为同源、24％为非同源类型）和 14％，首次复发部位为远处转移者分别占 14％和 41％，接受辅助 RT 的比例分别为 44％和 22％。在盆腔失败的患者中，有 17％和 24％分别行和未行辅助 RT。

无论应用是多柔比星还是放疗均未能提高子宫肉瘤患者的总生存率，尽管发现能在局部控制中获益，也仅限于 MMMT。欧洲癌症研究治疗组完成了一项Ⅲ期试验，用以评估在治疗Ⅰ～Ⅱ期子宫肉瘤中辅助盆腔 RT 的地位。早期的报道表明，辅助组和观察组的复发率分别为 14％和 24％（$P=0.004$），在总生存率或 PFS 上并无提高。再次，在一定程度上影响盆腔肿瘤控制率且仅限于 MMMT 的患者。

Major 等观察到 60％的 MMMT 患者复发部位在腹部伴/不伴盆腔转移的证据，提示 WAI 也许影响子宫肉瘤的复发方式。GOG-150 试验是一个Ⅲ期随机试验，选择Ⅰ～Ⅳ期行最佳手术切除的癌肉瘤患者，对 WAI 与异环磷酰胺-美司钠和顺铂的联合化疗方案进行了比较，Wolfson 医生已进行了数据分析，但结果尚未发表。总共有 207 名可评估的患者，包括 43.5% 的Ⅰ～Ⅱ期患者，其余患者为Ⅲ～Ⅳ期，所有患者的累积复发率为 50%。统计学分析表明辅助化疗比辅助 RT 能降低 28.5% 的复发率（危害比：0.715，95%CI：0.474～1.077；P=0.107，t 检验）。所有患者的 7 年总生存率 40%。化疗和 WAI 的 7 年总生存率分别为 45% 和 35%。统计学分析表明辅助化疗较辅助 RT 降低了 32.8% 的死亡率（危害比：0.672，95%CI：0.458～0.986；P=0.042）。因为这些患者的总生存率仍较低，所以新的治疗策略值得进一步研究。

三、化疗

无法切除病灶的患者的预后极差，可考虑姑息化疗。细胞毒素药物包括多柔比星、异环磷酰胺、吉西他滨等单药治疗子宫平滑肌肉瘤均有明显的疗效。异环磷酰胺联合多柔比星，羟基脲联合达卡巴嗪、依托泊苷，丝裂霉素联合多柔比星、顺铂等联合化疗的反应率为 18%～30%。吉西他滨联合多柔比星化疗治疗转移性平滑肌肉瘤得到了最好的有效率（53%）。子宫平滑肌肉瘤罕见，以致不可能进行随机试验。多种混合性苗勒来源的子宫肉瘤均对顺铂、异环磷酰胺、紫杉醇单药或联合给药有反应。在一项Ⅲ期试验中，异环磷酰胺联合顺铂与异环磷酰胺单药相比较，有效率从 36% 提高至 54%，中位 PFS 由 4 个月延长至 6 个月，但中位总生存率没有提高。随后另一个Ⅲ期研究比较了异环磷酰胺单药与异环磷酰胺和紫杉醇联合化疗治疗进展期或复发的子宫癌肉瘤，结果显示联合化疗提高了 PFS［危害比 0.71，（95%CI：0.51～0.97）；P=0.03］和总生存率［危害比 0.69，（95%CI：0，49～0.97）；P=0.03］。

第六章 卵巢癌

卵巢肿瘤包括很多种良性和恶性肿瘤（有不同的组织细胞类型、临床特征）以及各种激素分泌型肿瘤。卵巢原发性恶性肿瘤主要包括上皮瘤、生殖细胞瘤和性索肿瘤。卵巢低度潜在恶性（LMP）肿瘤通常是局限于卵巢内的非浸润性上皮肿瘤，但却能种植在卵巢外。卵巢转移癌的来源有子宫内膜癌、胃肠道肿瘤（Krukenberg 肿瘤）和乳腺癌。卵巢原发性淋巴瘤、肉瘤或黑色素瘤罕见。相对于发病率而言，由于缺乏有效的筛查试验，上皮癌的死亡率较高；诊断时为 I 期的仅占 25%，虽然目前晚期卵巢癌的治疗手段不断改善，但疗效有限。目前主要的治疗方式是先手术后化疗，其中手术可用于诊断、分期和作为初始治疗。在卵巢癌治疗中，放疗的作用有限。

第一节 局部解剖

卵巢为扁桃型，微灰的粉红色，通常实体器官大小为 4cm×2.5cm×1cm，绝经前女性卵巢的平均重量为 4~5g，绝经后逐渐萎缩且丧失功能。处于正常位置的卵巢通过卵巢系膜附着到阔韧带上，其包着子宫和输卵管。阔韧带由尿生殖褶的内陷发育而来，是稳固生殖器官的 3 条韧带中的一条。由阔韧带后缘发出的卵巢突起部是卵巢系膜。悬韧带是纤维肌性组织，由阔韧带展开从子宫底部连接到子宫下部，位于卵巢内侧极。骨盆漏斗韧带由卵巢表面的上部和侧面延伸到骨盆壁侧面，形成了阔韧带的上部和侧面，包绕卵巢的供血血管。

卵巢动脉直接连接着主动脉，紧邻肾动脉的下方，沿腹膜通过骨盆漏斗韧带直达卵巢。静脉回流和淋巴引流经过左侧的肾静脉，直达右侧的腔静脉。二级淋巴引流可能通过腹股沟管到达髂结节系统。感觉和自主神经来源于卵巢、下腹和主动脉神经丛，以及腹腔和肠系膜神经节。

组织学上，卵巢的外层被覆一层假柱状或立方上皮，被称为 Waldeyer 生殖上皮。内部髓质包括有充满密集的血管和纺锤形"肌肉样"结缔组织的致密基质组织。内部髓质还包括一层薄薄的白膜及各层不同程度的成熟滤泡，一直延伸至卵巢中心。

第二节 流行病学及危险因素

一、流行病学

2007 年美国有 22400 名女性被诊断患有卵巢上皮癌，且有 15300 名女性因此死亡。卵巢癌是第 8 大常见癌症，并且是导致女性死亡的第四大癌症，仅次于肺癌、乳腺癌和结肠癌。卵巢癌的终生危险度为 1/70，诊断时的中位年龄为 63 岁，在美国 80% 以上的卵巢癌患者年龄都超过 40 岁。大多数卵巢癌是散发的，10%是遗传的。遗传性卵巢癌的发病年龄大概会提前10年以上。虽然卵巢上皮癌是最常见的卵巢恶性肿瘤，但在年轻女性中生殖细胞瘤占多数。

二、危险因素

关于卵巢癌的病因和发展我们知之甚少，大量的流行病学研究显示在工业化国家发病率呈增长趋势，提示可能与环境影响有关。美国非洲裔女性的发病率略低于白人女性（分别为10/100000和13/100000）。相比于日本女性，北美和北欧女性的发病率更高。总之，我们对卵巢癌的发病机制了解甚少，很可能是一种与患者自身和环境因素相关的多因素疾病。

（一）患者相关因素

卵巢癌的发病率随年龄增加而增加，并同低分娩率和不孕有关，支持了"频繁排卵假说"。该假说认为，卵巢癌是由卵巢上皮表面的异常修复过程发展而来的，在每个排卵周期都会反复发生上皮的破裂修复，进而产生充当癌症滋生地的炎症和瘢痕。

因怀孕、哺乳或口服避孕药而抑制排卵的情况或许可以解释卵巢癌风险的降低。而未经产、不孕、初潮早、第一胎晚于35岁和晚绝经等所有同高排卵率相关的情况，都可能会增加女性患卵巢上皮癌的风险。女性口服避孕药分别达到4年、8年和12年后，患卵巢上皮癌的风险分别降低40%、53%和60%。尚未发现持续性的卵巢囊肿与卵巢上皮癌相关。

虽然在所有卵巢上皮癌中遗传性肿瘤只占5%～10%，但家族史仍是很强的风险因素，仅次于年龄的增加。普通人群中患卵巢癌的风险为1.8%，但是有1个一级亲属患病的女性其终生患病率达5%，而有2个一级亲属患病的女性其患病率可上升到25%～50%。已报道了3个与患病风险增加有关的常染色体综合征。BRCA1和BRCA2突变最为常见，超过90%的遗传性卵巢癌都与位于染色体17q21上的BRCA1基因和位于染色体13q22上的BRCA2基因突变有关。在BRCA1突变者中，卵巢癌的终生患病风险为45%，在BRCA2基因突变者中为25%。所以在预防性手术完成前，口服避孕药可以被认为是有效的化学防癌策略。在遗传性和散发性卵巢癌人群中，观察到的分期、分级、组织学和初次手术疗效相似，但是同散发性群体相比，遗传性群体化疗后无复发生存期明显延长，总生存率明显提高。

遗传性非息肉病结直肠综合征，或Lynch Ⅱ型癌症综合征，与其余10%的遗传性卵巢癌有关。在这种综合征中，DNA错配修复基因突变增加了患结直肠癌、胃癌、子宫内膜癌和卵巢癌的风险。

最近发现基因突变（BRCA1、BRCA2、HER-2/neu、c-myc、k-ras和P53基因）与一些"激素依赖性"肿瘤的发生相关，如乳腺癌、卵巢癌和其他妇科恶性肿瘤。其他家族遗传性疾病也与非上皮细胞来源的卵巢癌有关。Peutz-Jeghers综合征与性索-基质肿瘤的风险升高相关；性腺发育不全与无性细胞瘤和性腺母细胞瘤相关；多种痣样基底细胞癌与卵巢纤维瘤相关。

（二）暴露因素

卵巢癌的环境和物理病因已经病例对照研究证实。对欠发达国家接触致癌物较少的女性进行调查，显示相对于生活在工业化国家的女性，她们患卵巢癌的风险更低。迄今为止，没有特定的化学致癌物与卵巢癌有直接联系。长期接触石棉相关产品，包括滑石粉类，与卵巢癌的发生相关。饮食和代谢问题也可能是助长病情发展的因素。肥胖症、摄入过多脂肪（特别是饱和脂肪），以及食用各种奶产品或肉制品与卵巢癌有微弱的正相关。但是，最近在瑞士进行的一项超过 35000 名妇女参加的人群队列研究中，调查了人体体重指数对癌症风险的影响，结果显示相对于正常女性（体重指数 18.5～25），肥胖女性（体重指数≥30）发生癌症的风险升高 36%；肥胖者的肿瘤部位主要集中在子宫内膜、卵巢（最高四分位值 2.09 的风险，1.13～4.13）和结肠。

对于先前提到的其他环境因素，如暴露于射线下（自然的或医源性的）、服用各种安定或催眠药品或患传染病，还没有证明据显示它们与卵巢癌的发病风险增加直接相关。到目前为止还没有数据显示咖啡、香烟或酒精摄入与发病风险增加相关。特别是，虽然有些人认为服用不孕药增加了排卵的次数，有可能会增加患病风险，但是数据显示服用药物如乙酸甲羟孕酮和他莫昔芬与患病风险增加可能没有关系。

三、筛查

卵巢癌的高死亡率事实上是由于 75% 的女性在诊断时已经是Ⅲ期或Ⅳ期病变，这导致了生存率降低。相对而言，Ⅰ期的 5 年生存率可达 80%～90%。目前还没有常规的卵巢癌筛查试验推荐给普通人群。由于对恶化前的情况缺乏了解，可行性的试验敏感性和特异性低，以及普通人群中的患病率低，导致阳性预测值低。

Chu 和 Rubin 已经给普通人群提供了一种卵巢癌综合筛查法。筛查内容以血清 CA125 和经阴道超声（TVUS）两种为主，采用任意一种或两者结合。CA125 是一种高分子量的黏蛋白，由来源于体腔上皮（胸膜、心包、腹膜）或 miillerian 上皮（子宫内膜、宫颈、输卵管）的组织表达。CA125＞35U/mL 可在 80% 的卵巢上皮癌患者中观察到，其中 90% 患者为晚期，但是在早期患者中仅 50% 可观察到。CA125 对于卵巢癌没有特异性，所以可能在妇科良性肿瘤、非妇科疾病及非妇科肿瘤中升高。

Kentucky 大学的 Pavlik 等对年龄为 25～91 岁的 1.3 万名女性实施了每年一次的 TVUS 卵巢癌筛查，选择对绝经前卵巢体积持续＞20cm^3 和绝经后卵巢体积＞10cm^3 的女性做进一步检查。Skates 等在一项大型的卵巢癌前瞻性筛查中研究了超过 9000 名女性的两次或两次以上的连续取样，结果表明相对于绝经后女性 CA125 的一个固定截止值可作为临床前检查的指标而言，血清 CA125 对卵巢癌患病风险的评估显著改善了筛查的效果。这两个大型筛查试验的结果被计划用于评估能否通过早期发现卵巢癌以降低死亡率，目前正在等待长期随访结果。美国的前列腺癌、肺癌、结直肠癌、卵巢癌（PLCO）筛查试验已累计使 7.4 万名女性受益。CA125 水平评估和腹部超声将阳性预测值提高至 23.5%。英国卵巢癌筛查的第二个试验从普通人群中选取 20 万绝经后女性，通过与对照组（未进行 TVUS 和血清 CA125 筛查）比较评估 TVUS 和血清 CA125 筛查的效果，因还需随访 7 年，故结果尚不清楚。

目前的数据不支持对普通人群进行常规筛查。有 BRCA1 或 BRCA2 突变，或遗传非息肉病结直肠综合征的高危女性可从预防性用药、每年一次的盆腔检查、每半年或一年一次的 TVUS 和 CA125 检查，或预防性手术切除中潜在获益，但上述方法的效果尚不明确。

四、自然病程

卵巢组织由胚胎卵黄囊细胞组成，它可演变为卵子或生殖细胞，基质细胞可产生类固醇激素，间皮提供覆盖囊肿样卵泡的上皮。这些分别产生卵巢的生殖细胞肿瘤、性索基质细胞肿瘤和上皮细胞肿瘤。卵巢癌起病隐匿，早期出现非特异性的腹部不适，因此超过70%的卵巢癌患者发现时已是晚期。

主要播散方式是沿腹膜播散，因为恶性细胞在腹腔内脱落。肠道蠕动、膈下的负静水压、剥落的肿瘤细胞顺着腹腔内液体沿结肠旁的沟槽（尤其是右侧的）向膈流动均有利于沿腹膜播散。卵巢的淋巴管汇集在卵巢门，沿卵巢血管分布到腰部的主动脉旁淋巴结，并沿阔韧带分布到盆腔的下腹和髂外淋巴结。较少情况下，播散也会经圆韧带发生在腹股沟淋巴结处。可经横膈播散至胸膜腔。

尸检发现在80%的病例中有盆腔淋巴结受累、78%有主动脉旁淋巴结受累、40%有腹股沟淋巴结受累、50%有纵隔淋巴结受累、48%有锁骨上淋巴结受累。可见子宫或对侧卵巢的转移癌，由沿腹膜播散或通过输卵管播散引起。肿瘤能黏附在腹膜表面的任何地方，聚集成块的肿瘤细胞能渗透进所有的腹部器官，作用于网膜、宫体、小肠、肝、胰腺、脾肾上腺，导致就诊时晚期病变，并伴有腹腔积液。腹外播散并不常见。Reed 等对1972年后治疗的一些患者进行尸检，注意到了肿瘤播散形式的一种变化，有较高比例的患者被发现存在肝、肺、胸膜、心包转移，在初次治疗接受顺铂化疗的患者中肾上腺、纵隔淋巴结、膀胱、肝实质转移的发生率较高。

第三节 临床表现及诊断性检查

一、临床表现

因为卵巢癌隐匿生长，所以早期无症状，大多数的患者出现症状被诊断出时已进展至Ⅲ～Ⅳ期。消化不良、恶心、早饱、胃胀气、便秘或顽固性便秘等非特异性的胃肠道表现是常见的临床表现，泌尿生殖系的症状包括尿频、尿急、尿失禁。这些非特异性的症状可能出现数月也不会突然想到卵巢癌的诊断，除非其他医学方法治疗失败。在常规的查体中触诊到附件区有无痛性肿块可早期探查到该病。但大多数附件肿块要求触诊时有中等大小。在绝经前女性中，大多数附件肿块都不是恶性的，卵巢癌仅占不到5%。绝经后女性附件肿块的恶性率似乎更高，外科手术探查可以明确。

二、诊断性检查

患者的年龄、临床表现、影像学资料影响着盆腔肿块的评估分析。卵巢肿块在儿童、绝经后年龄段的女性中很可能是恶性的，而在育龄期通常为良性。可用超声辅助完成盆腔肿块的最初评估。PLCO 试验指南推荐对于任何体积>10cm³ 的卵巢或囊肿、任何大小的卵巢囊性肿瘤腔内有实性区域或乳突状物的、任何大小的卵巢囊性肿瘤中混杂着实性或囊性成分的，均需进一步检查。

所有的卵巢上皮癌患者中80%存在 CA125 升高，其半衰期为20天。90%以上的晚期卵巢癌患者有 CA125 的升高，且有50%的Ⅰ期患者可能 CA125 正常。尽管 CA125 水平越高，肿块可能越大、疾病越晚期，但它只是一个较弱的术后预测指标。尽管在筛查方面作用有限，但 CA125 的升高是疾病复发的早期指标。诱导化疗中的 CA125 的半衰期和最低点是卵巢上皮癌独立的预测指标 β-hCG、AFP、总抑制素、LDH 在非上皮来源卵巢癌的诊断、治疗中可能起辅助作用。

因此，患者一旦被怀疑有卵巢恶性肿瘤，应详细询问病史，并进行全身和盆腔检查、血清学检查（包括血常规、生化、CA125、CEA、CA19-9）、影像学检查（腹部 CT/MRI、定向超声、胸部 X

线片）。进一步的检查常包括乳腺 X 线摄影、上消化道内镜、肠镜。有合并症的也许还得增加其他检查，包括心脏风险评估、肺功能测验和营养状况评估。

临床表现类似卵巢癌的其他疾病包括结肠癌、骨癌、阑尾癌、转移性乳腺癌和淋巴瘤。尽管术前应该能确定原发部位，但常常直到手术时才发现不够精确，术中冰冻切片的病理表现可指导手术方式。

第四节　病理分型及分期

一、病理分型

WHO 和国际妇产科联盟（FIGO）采用统一分类分为上皮性肿瘤、生殖细胞瘤、性索肿瘤和基质肿瘤。大多数的卵巢恶性肿瘤是上皮性的，占 65%～70%，生殖细胞瘤占 25%，性索肿瘤占 5%，转移瘤占 5%。

浆液性癌是最常见的，占上皮癌的 40%～50%。其他亚型包括黏液癌（占 10%～15%）、子宫内膜样癌（占 15%）、未分化癌（占 15%～20%）、透明细胞癌（占 3%～5%），移行细胞癌（占 3%～5%）。临床上，黏液癌可能非常大，常与阑尾黏液癌相关，因此推荐行阑尾切除术，尤其是右侧的卵巢癌。移行细胞瘤、Brenner 肿瘤大多为良性（占 98%），预后较好。相反，透明细胞癌相对于浆液腺癌则有不同的临床行为。即使是 I 期的透明细胞癌，也可能对铂类化疗的反应率低，且复发率高，生存率低。

浆液性癌可出现有大量乳头状突出物的结节，并包含充满浆液的囊肿。黏液性癌通常充满大而厚壁的囊袋，常伴坏死，有黏蛋白残骸，这与原发于身体其他部位的黏液分泌性肿瘤很类似。卵巢原发的黏液瘤破裂几乎不会引起腹膜假黏液瘤，但常会导致继发的交界性卵巢肿瘤——卵巢假黏液瘤。透明细胞癌的特点是有透明的钉突状细胞。双向显示通常发生在上皮性肿瘤，包括 30% 的浆液性肿瘤、5%～10% 的黏液性肿瘤、15% 的卵巢子宫内膜样肿瘤。

在 10% 的卵巢癌妇女和 5% 的内膜癌妇女中可见同时发生的原发内膜和卵巢癌症。这种预后通常较好，特别是显微镜下病灶局限于子宫和卵巢时，或组织分级低时。

肿瘤分级基于分化程度，分级是独立的预后相关因素，1 级的 5 年生存率超过 90%，而 3 级的只有 70%。1 级肿瘤分化好，与正常组织相似，保留腺体结构；而 2、3 级肿瘤实性肿瘤区域增多，腺体区域减少。

低度恶性潜能（LMP）或交界性肿瘤的核异型性和有丝分裂活性介于良恶性之间，但缺少间质浸润；这类肿瘤属于卵巢恶性肿瘤的亚范畴，占所有上皮肿瘤的 15%～20%、它们的预后、手术方式、术后治疗推荐都与侵袭性肿瘤不同。与 75% 的晚期侵袭性上皮肿瘤相比，大多数的 LMP（75%）出现在 I 期。患 LMP 肿瘤女性的 5 年、10 年生存率均>95%。非局限性 LMP 卵巢肿瘤的生存率较局限性 LMP 肿瘤低，但与局限的、分化好的上皮性卵巢癌相似。

卵巢生殖细胞肿瘤在卵巢恶性肿瘤中所占比例<5%。无性细胞瘤是最常见的生殖细胞，在 10%～20% 的病例为双侧发病，其他为典型的单侧发病。内胚窦瘤也称为卵黄囊肿瘤，特点是含

Schiller-Duvall 小体。胚胎性癌罕见，易在年轻人群中发生，能作为混合性生殖细胞瘤（占所有生殖细胞瘤的 10%）的一部分在非妊娠的绒毛膜癌中见到。未成熟性畸胎瘤的特点是含有未成熟的各种胚层组分。其分级、治疗建议、疗效直接与未成熟神经性组分含量相关。

性索-基质肿瘤也依据 WHO 分类，其中颗粒细胞瘤最常见（占 70%）。组织学上，颗粒细胞瘤由含有苍白的、有开槽的、"咖啡豆"样核的粒细胞组成，或含有环绕嗜酸性液体的玫瑰花瓣样的细胞（Call-Exner 小体）组成。有激素活性的泡膜细胞瘤和无激素活性的纤维瘤都是良性肿瘤，常见于中年女性。

区分卵巢的转移瘤和原发性肿瘤是一种挑战。通常情况下，原发部位在消化器官、子宫或乳腺。Krukenberg 肿瘤是消化道癌转移至卵巢的一种肿瘤，典型的含有印戒细胞。另外术中所见和免疫组化均有助于鉴别转移性和原发性。

二、分期

在过去的 20 年，分期手术的进展和从最大限度地切除肿瘤、应用以铂类为主的多种药物的联合化疗（包括紫杉醇的应用、经腹膜传递模式及复发癌的化疗进展）中的获益，提高了卵巢癌患者的无进展生存率和总生存率。

手术分期和大块切除术

卵巢癌传统的分期基于 FIGO 分期系统。同时还有一种美国联合委员会的癌症系统的 TNM 分期，该分期与预后价值强烈相关。卵巢癌的 FIGO 分期如下。

（1）Ⅰ期：生长局限于卵巢内。

Ⅰa：生长局限于一侧卵巢，没有含恶性细胞的腹腔积液。卵巢外表面没有肿瘤，包膜完整。

Ⅰb：生长局限于两侧卵巢，没有含恶性细胞的腹腔积液。卵巢外表面没有肿瘤，包膜完整。

Ⅰc：类似于Ⅰa 或Ⅰb，但一侧或两侧卵巢的表面有肿瘤，或伴包膜破裂，或腹腔积液含恶性细胞，或腹膜冲洗液阳性。

（2）Ⅱ期：生长超出一侧或两侧卵巢，向盆腔扩展。

Ⅱa：延伸和（或）转移至子宫和（或）输卵管。

Ⅱb：扩展至其他盆腔组织。

Ⅱc：类似于Ⅱa 或Ⅱb，但超出一侧或两侧卵巢的表面，或腹水中含恶性细胞，或腹膜冲洗液阳性。

（3）Ⅲ期：肿瘤超出一侧或两侧卵巢，且组织学证实存在盆腔外的腹膜种植和（或）腹膜后或腹股沟淋巴结阳性。浅表的肝转移相当于Ⅲ期。肿瘤局限于真骨盆，但组织学证实扩展至小肠或网膜。

Ⅲa：肿瘤绝对局限于真骨盆，且淋巴结阴性，但存在经组织学证实的腹腔内腹膜表面的微小种植，或经组织学证实扩展至小肠或肠系膜。

Ⅲb：一侧或两侧卵巢有组织学证实的种植，腹腔腹膜表面的腹膜转移灶直径不超过 2cm，淋巴结阴性。

Ⅲc：腹膜转移直径超过 2cm 和（或）腹膜后或腹股沟淋巴结阳性。

（4）Ⅳ期：肿瘤超出一侧或两侧卵巢伴远处转移。如果有胸腔积液，必须细胞学阳性才能归为

Ⅳ期。肝实质的转移相当于Ⅳ期。

对于早期和晚期卵巢癌，手术是诊断的主要依据，是最初的治疗，它能经开腹或由最低限度的侵入技术（腹腔镜、机器人辅助）完成。妇科癌症组间卵巢癌共识会议推荐应获取组织用于组织病理学诊断，分期应该遵从 FIGO 指南，应该执行最大限度地细胞减灭术，其目标是没有残留病灶，当最初的细胞减灭术不可能实施时，应该考虑在 3~5 周期的化疗后使患者没有进展的病灶。也建议手术应由经过培训的、有处理卵巢癌经验的医师来实施。

手术目标是完善的分期，对晚期疾病行最大限度地细胞减灭术（最佳的是残留＜1cm，其次是残留＞1cm）。对于有保留生育能力愿望的生殖细胞瘤和性索-基质肿瘤的年轻女性，可行保留未受累的对侧卵巢和子宫的手术。手术分期包括腹膜冲洗液和采集腹腔积液做细胞学检查、全子宫切除术、双侧输卵管卵巢切除术、系统活检（膀胱浆膜、前后盲路、结肠旁的沟槽、横膈刮片、网膜切除术和任何可疑的粘连或组织）、盆腔外观和腹主动脉旁淋巴结剥离。最佳的细胞减灭术与生存率相关联。肠切除、横膈剥离、脾切除、淋巴结剥除、腹膜肿瘤结节的根治性切除常对获得理想的手术疗效是必需的。即使是单侧病变，也应该实施双侧淋巴结剥除，因为对侧淋巴结可能出现浸润。现在，常规的阑尾切除术已经被质疑，在缺乏肉眼可见病理时不被推荐实施。手术进展和经验使得腹腔镜用于分期和治疗的使用率上升，操作相关并发症发生率下降。

第五节 治疗

一、上皮肿瘤的治疗

（一）细胞减灭术

对大多数患者而言，保守、局限的手术不是一个好的选择。腹腔内原发灶或浸润灶扩大的、彻底的切除与预后直接相关，在治疗全程中细胞减灭术可被多次实施。大块切除术可以作为最初的处理在辅助治疗前实施（初次细胞减灭术）、在数个疗程化疗后实施（间隔细胞减灭术）、在所有的辅助治疗结束后实施（第二次细胞减灭术）。

作为辅助化疗的基本前提，肿瘤体积应尽可能小。几个研究支持了肿瘤细胞减灭术在临床中的优势。Griffiths 等报道了辅助治疗前接受细胞减灭术的患者，其生存率的高低与手术分期中病灶体积的大小一致等的一项随机研究证实，最佳的大块切除者更可能在术后化疗中获得完全临床反应。病灶残留＞2cm 是唯一独立的不良预后因素，单纯大块切除术不依赖于辅助治疗就能影响生存率。妇科肿瘤组（GOG）52 和 GOG97 再次验证了在各期病变中残留肿瘤直径对生存率的影响。在上述报道中，只有经手术使残留病灶直径＜2cm，才能影响总生存率。

（二）二次手术

在初次手术治疗中未能完成最佳细胞减灭术的，间隔细胞减灭术也许能攻克。一项由欧洲癌症研究治疗组织实施的随机试验表明在予以铂类为基础的 3 周期化疗后实施初次肿块切除术，再后续 3 周期化疗的方案，能提高中位和总生存率。但是，在一项包括 550 名患者的大型 GOG 试验中，3 周期化疗后疾病无进展者可随机选择手术或继续化疗（紫杉醇和顺铂），结果表明间隔细胞减灭术未能获得更好的疗效。这也许与第二次化疗时化疗药物选择有关，GOG 试验选用的是紫杉醇，而欧洲癌症研究治疗组织选用的是环磷酰胺，后者不能作为一个有效的单药。

在全身化疗后的二次剖腹探查术也许需要扩大细胞减灭。化疗后的再评估报道显示有 20%~50% 的患者也许存在查体和临床评估无法探查到的残留病灶。虽然在再评估时接受化疗的患者中 1/3 以上也许也存在大块残留病灶，但二次探查术或细胞减灭术在一些患者中还是有争议的。虽然这项操作与低危病变相关，但化疗后明确有残留病灶者或怀疑有残留病灶者通常预后更差。这个预后与最初治疗后病灶大小直接相关。有大肿块的患者 5 年生存率最低，为 15%~20%。反复评估仅发现显微镜下可见病灶的患者，据报道其 2~3 年生存率为 60%，5 年生存率为 50%。初次治疗后没有肉眼残留病灶者和随机活检阴性者，其 5 年生存率被认为更高，但在 60 个月的随访中也有 1/3 的复发。Podratz 和 Cliby 发现病灶＜0.5cm 和＞0.5cm 的患者在生存率上没有区别。因此，基于二次手术有限的实用性，在临床试验中术前应进行二次评估，二次评估可用于决定治疗目标，而不是用于间隔减灭术的目的。

很明显，复发时间和"铂类及紫杉类"的敏感性通常决定以后治疗的潜在反应度及生存率，因此在考虑实施大块切除术的复发者中必须权衡上述两点。

（三）卵巢上皮癌的静脉内化疗

多数研究建议低危、低度恶性、早期患者在根治术后不需辅助治疗。但这只是卵巢上皮癌患者中的一小部分，对于其他患者，单纯手术是不能治愈的。目前临床试验中化疗研究包括多种单药、联合化疗、化疗方案等方面，目前最常使用以铂类为基础的化疗和紫杉醇。

顺铂广泛应用于单药和联合化疗中。大量试验表明，顺铂和环磷酰胺联合化疗临床有效率为 40%~60%。一个包含 45 项试验的荟萃分析对晚期病变初次术后进行的以顺铂为基础的各个化疗方案进行了比较，得出铂类化合物比非铂类化合物能获得更高的生存率。这次回顾也将 11 项试验的数据整合，直接比较了卡铂和顺铂，作为单药或联合其他药物，结论是这两种药在疗效上没有区别。西南肿瘤组和加拿大国立癌症研究中心都发表了随机试验直接比较顺铂和卡铂，每组都联合环磷酰胺，结论是二者在生存率上没有区别，但很明显卡铂的治疗相关不良反应更低，包括更低的肾毒性、神经毒性和潜在致吐性。但卡铂的骨髓抑制作用较强，主要导致血小板减少。

以铂类为基础药物的加量试验也进行了验证。Scottish 试验随机指定Ⅰc 期~Ⅳ期患者接受标准的顺铂（50mg/m^2）和环磷酰胺（750mg/m^2），或高剂量顺铂（100mg/m^2）和环磷酰胺。结论是加量组较标准剂量组可显著提高生存率。GOG 随机将Ⅲ~Ⅳ期患者分为标准组和高强度顺铂联合环磷酰胺组。两组的总剂量相同，但在临床有效率或生存率上没有显著区别。高强度组毒性反应显著升高。其他试验对晚期患者增加的剂量强度降低。但一项前瞻性试验表明在应用铂类为基础治疗的患者中，相比于标准组（175mg/m^2），高剂量紫杉醇组（225mg/m^2）的生存率并没有提高。

二、早期病变

GOG 研究表明 3 级和肿瘤超出卵巢包膜或浸润至腹壁或腹膜（Ⅰc 或Ⅱ期）的患者复发率为 20%~40%。此外，斯隆-凯特琳纪念癌症研究中心回顾了 62 名高危Ⅰ期患者随机接受以铂类为基础的辅助化疗。报道 24% 的患者在 40 个月后复发，3 级的复发率为 40%，而 1 或 2 级仅为 8%。因此，对于Ⅰc 期和具有高危特征（如高度恶性、透明细胞、高度粘连、突破包膜、术中破裂、大量腹水、腹膜冲洗液阳性或肿瘤在卵巢表面）的患者推荐接受辅助治疗以提高疗效。

Bolis等研究了顺铂在Ⅰ期卵巢癌患者中的作用。试验Ⅰ对FIGO分期Ⅰa和Ⅰb、Ⅱ～Ⅲ级的患者中应用顺铂者和不再治疗者进行了比较；试验Ⅱ对在Ⅰa2、Ⅰb2和Ⅰc患者中应用顺铂者和应用^{32}P者进行了比较。顺铂能显著降低复发率，在试验Ⅰ中降低65%，在试验Ⅱ中降低61%。生存率没有显著区别。国际合作卵巢肿瘤组织和卵巢肿瘤辅助化疗组织选择早期卵巢癌，比较了术后以铂类为基础的辅助化疗组和观察组的疗效，结论是化疗组5年总生存率为82%，而观察组为74%。

GOG现在着力于通过试验决定手术分期为Ⅰ期但仍需化疗者的化疗周期。一项随机前瞻性研究以紫杉醇和铂类为基础的药物进行化疗，结果显示相比于3个周期，6个周期并未获益。一项巩固试验即将进行（GOG175）。

三、晚期病变

铂类、紫杉醇已成为卵巢上皮癌患者治疗方案的基石。McGuire等报道在晚期疾病患者中紫杉醇的有效率为30%。GOG随机试验（GOG111）比较了顺铂联合紫杉醇的方案和顺铂联合环磷酰胺的方案，有效率分别为59%和40%，完全临床缓解率分别为51%和31%，无进展生存时间分别为18个月和13个月。次优大块切除术后的Ⅲ期或Ⅳ期晚期卵巢癌的GOG研究入组了614名患者，比较了顺铂（100mg/m^2）、紫杉醇24小时输注（200mg/m^2）与紫杉醇（135mg/m^2）联合顺铂（75mg/m^2）的方案。结果显示联合治疗组比任何单药组的疗效都高（总有效率分别为67%和42%），并且累积毒性较低。

当前，协作组正评估各种不同的静脉化疗方案，包括2药联合方案、3药联合方案以及标准化疗药物联合生物制剂（贝伐单抗）方案和巩固方案。

因为卵巢上皮癌的腹腔播散，所以很多研究特别关注其腹腔化疗疗效的评估。国立癌症研究中心2006年发布了一份共识报告书，提出腹腔内化疗应提供给每一位已行最佳大块切除术的晚期卵巢癌患者，这是基于由Armstrong等发表的GOG研究，该研究显示，相比于单纯静脉化疗，腹腔内化疗有益于延长无进展生存期和总生存期（18.3个月和23.6个月，49.7个月和65.6个月）。

四、复发性卵巢癌

（一）化疗

复发性卵巢癌分为两大类：早期或晚期。早期复发的患者是指那些在初次诱导化疗中进展者或在完成初次化疗后6个月内复发者，这些人被认为是"铂类和紫杉类抵抗"者，治愈的可能性较低。早期复发者的治疗选择包括几种经食品和药品管理局批准的"二线"药物（托泊替康、多柔比星脂质体、吉西他滨、六甲三聚氰胺、异环磷酰胺、多西他赛）、激素治疗、靶向治疗（抗血管生成剂）及加入临床试验组的可能性。对于晚期复发的患者，铂类和紫杉类治疗是一种值得考虑的选择，可获得更长的无病生存期和更高的有效率。对铂类敏感的患者也可予以二线药物，且相比于铂类抵抗的患者可获得更高的有效率。除了延长无病生存期外，二次缓解率很低，需要仔细权衡生活质量、化疗相关毒性、花费和患者意愿。

（二）姑息性手术

围绕二次手术能否获益一直有争论，必须权衡操作风险和潜在获益。二次大块切除术试图延长无病生存期和总生存期,但并不是真正的姑息手术,因为卵巢癌通常在腹腔内复发,而其他部位转移少,患者常发生肠道并发症,否则将有较理想的生活质量。最常见的肠梗阻部位是小肠(44%),其次是大肠(33%)或两部位都有(22%)。如果不能实施手术(患者体力状态、医学情况、病变范围),可考虑经皮减压、静脉水化及可行的姑息化疗和(或)推荐至临终关怀医院。

五、卵巢上皮癌的辅助放疗研究

放疗在当前卵巢上皮癌的辅助治疗中没有广泛开展,但可能在一些病例的挽救治疗或姑息治疗中有效。GOG 早期研究和其他一些研究指出一小组Ⅰa～Ⅰb期、1级或2级的早期患者,其复发风险低,不需辅助治疗。卵巢肿瘤研究组的一项研究入组了81名Ⅰa～Ⅰb期、1级或2级患者,分为术后口服美法仑治疗组与术后观察组,结果显示两组7年复发率或生存率无显著差异。

美国国立卫生研究院 1995 年的共识会议报告书陈述了Ⅰ期、低分化、Ⅰc期和Ⅱ期高危患者与晚期患者的长期预后相似。对高危、早期患者实施辅助治疗希望能提高临床疗效。

早期卵巢癌在完成最初的手术分期和细胞减灭术后,过去有3种治疗模式可用于辅助治疗:化疗、腹盆外照射、腹膜腔放射性同位素滴注。

(一)辅助全腹放疗

过去,全腹放疗(WAI)曾作为完全手术切除的卵巢癌患者的辅助治疗。有肉眼可见残留病灶的患者没有用 WAI 方式提供足够的放疗剂量,是因为考虑该区域其他器官的放疗耐受性,包括小肠、肾和肝。早期研究认为仅用放疗辅助治疗盆腔肿瘤是不够的。Dembo 等报道虽然有限的单纯盆腔放疗能提高照射野内局部控制率,但在Ⅰ期和Ⅱ期患者中,相比于当时最常用的化疗药物美法仑组或观察组,并未改善生存率。

在 WAI 和观察组的对比研究中,结果表明,WAI 未能降低复发率 Hreshchyshyn 等随机将 86 名Ⅰ期患者分为观察组、化疗组或 WAI 组,结果显示观察组和 WAI 组的复发率分别为 17% 和 30%。同样,Dembo 等分析了玛格丽特公主医院和挪威镭疗医院的 519 名Ⅰ期患者的复发预测因素,发现是否接受辅助治疗没有显著区别。

在有高危复发风险的早期卵巢癌(主要是Ⅰ～Ⅱ期)中,随机试验比较了辅助 WAI 和其他辅助治疗方法(包括化疗联合盆腔放疗或单纯化疗)。

Dembo 和玛格丽特公主医院的研究比较了在Ⅰb～Ⅱ期和无症状Ⅲ期患者中,有限的盆腔放疗和 WAI 联合或不联合苯丁酸氮芥治疗。WAI 较有限的盆腔放疗和化疗适当地提高了 10 年生存率(分别为 64% 和 40%),但仅见于那些肉眼可见肿块全切者。在有广泛残存肿瘤的患者中未见明显益处。

但是,大量的其他随机研究没有显示 WAI 较其他辅助治疗有优势,5 年生存率为 53%～71%。加拿大国立癌症研究中心进行了一项随机研究,入组 257 名高危Ⅰ期或经最佳大块切除术的Ⅱ期或Ⅲ期患者,分别接受美法仑、WAI 或 ^{32}P 治疗。所有患者在研究前先接受 22.5Gy 的盆腔放疗。WAI 组腹部放疗剂量为 22.5Gy(2.25Gy/f)。各组实际 5 年生存率并未显示有统计学差别。

WAI 也被证实在辅助治疗中相当于单药或联合化疗。安德森肿瘤中心的一项前瞻性研究随机将 129 名Ⅰ～Ⅲ期没有残留病灶或残留病灶<2cm 的患者分为接受 WAI 组或美法仑组。采用 WAI 移动条形技术加盆腔补量。WAI 组和美法仑组的 5 年总生存率几乎相同(分别为 71% 和 72%)。该研

究中晚期肠道毒性明显，其中14%的患者发生肠梗阻而需要手术。该研究因为不完全的手术分期和WAI组有更多晚期患者而受到批评。

现在有一项包含5个试验的荟萃分析，共有862位卵巢癌患者，该研究比较了辅助化疗（4个试验用的是顺铂，1个试验用的是美法仑）和放疗（2个试验用的是WAI，3个试验用的是 ^{32}P）的疗效。结果显示化疗和WAI或 ^{32}P 间无显著差异。但对这些合在一起的数据必须仔细解读，因为这一小群患者中包含相当大的异质性。

（二）辅助腹膜内 ^{32}P 治疗

腹腔内放射性同位素的滴注可作为外照射的一种替代，如 ^{198}Au 和 ^{32}P，已经被广泛研究。这种滴注法起初因可覆盖腹部和盆腔所有腹膜表面，且可覆盖病灶播散的所有高危区域，因而能使正常腹部器官如肾的毒性降至最低。在过去的几十年中，^{32}P 已成为首选，是最常用的放射性同位素。但是，^{32}P 滴注法在有效治疗肿块或肉眼残留病灶能力上也表现出其局限性。肿瘤体积大、病灶超出腹腔或术后有淋巴结浸润的患者从单纯 ^{32}P 治疗中获益的可能性更低。Soper等报道Ⅰ、Ⅱ期患者经术后 ^{32}P 治疗，其盆腔和腹主动脉旁淋巴失败率较高42%，表明 ^{32}P 对消除淋巴结区域微小转移灶的作用不够。

尽管没有比较初次术后辅助腹腔内 ^{32}P 治疗组和观察组的随机试验数据，但有多个合作组已经随机比较了高危早期卵巢癌患者经辅助腹腔内 ^{32}P 治疗与化疗的疗效。5年无病生存率为65%～80%，5年总生存率为78%～83%。GOG随机比较了Ⅰa～Ⅰb期伴高分级、Ⅰc期和Ⅱ期病灶完全切除的患者接受术后 ^{32}P 的和美法仑治疗的疗效。两组5年无病生存率均为80%，总生存率或复发方式无显著差异。美法仑组的毒性反应更大，包括白血病的发病率更高。挪威镭疗医院将相同疾病亚型的240名患者（除了5%～10%完全切除病灶的Ⅲ期患者）随机分为接受 ^{32}P 治疗或顺铂治疗。结果5年无病生存率和总生存率未见显著差异（分别是81%和75%，83%和81%）。

最近多个随机试验评估了辅助 ^{32}P 治疗，GOG 95报道了281位Ⅰa～Ⅰb期伴3级、Ⅰc期和Ⅱ期患者接受 ^{32}P（15mCi）或顺铂+环磷酰胺治疗的长期随访结果。10年中，两组复发率（分别为35%和28%）或总生存率（分别为64%和69%）无显著差异。大多数的研究证实了 ^{32}P 的局限性，包括肠梗阻或肠穿孔的高发病率（6%～9%和0～2%）、7%的患者腹膜腔的放射性同位素分布不充分、高达17%的患者因腹腔粘连不能行 ^{32}P 滴注。因此，上述研究指出初次肿块切除术后腹腔内 ^{32}P 滴注与化疗的复发率和总生存率相当，但肠道毒性反应发生率更高，并且其作用可能由于靶组织的剂量分布不均匀而受限。

以铂类和紫杉醇为基础的化疗不断发展，正逐渐替代WAI和 ^{32}P 作为早期高危和晚期卵巢癌的辅助治疗方式。

六、卵巢上皮癌的巩固治疗

十九世纪七八十年代引入了二次探查剖腹术（SLL），这是一种评估临床完全缓解的无症状患者对化疗反应的方法，用以决定术后阴性表现的患者是否需停止进一步的化疗。50%的临床缓解患者在SLL时没有疾病证据。但是，由于这些患者的复发率仍然很高，因此即使SLL没有阳性发现，亚临床残留病灶仍然是个重要的问题。5%～62%的患者会出现复发，在晚期（Ⅲ～Ⅳ期）高度恶性患者中复发率更高，可高达42%～62%。与初次治疗后的复发形式相似，SLL阴性者最常见的复发部位是盆腔和上腹部。Rubin 等报道 44% 的患者复发，主要在腹部、盆腔或腹膜后淋巴结。Ⅲ期和Ⅳ期患者的复发率较高（50%～54%），早期患者的复发率相对较低（Ⅰ期为 10%，Ⅱ期为 28%）。患者通常在 2 年内复发，几乎所有的患者（80%）在 3 年内复发。这项研究强调了阴性 SLL 不等于长期治愈，可应用 ^{32}P 巩固治疗以提高疗效。

（一）巩固性 WAI

在辅助治疗的研究中，Dembo 等已经证明了 WAI 对于小的残留病灶（＜2cm）是有效的，而与盆腔放疗联合或不联合化疗相比，WAI 对于＞2cm 的残留病灶疗效不佳。几个非随机研究已经应用 WAI 作为巩固治疗。这些研究大多数都显示与联合化疗相比，WAI 并未显示获益。但是，因为病例数较少，且研究为非随机性的，所以这些研究不能得出确切的结论。

早些年，一些前瞻性随机研究评估了晚期（Ⅲ～Ⅳ期）患者在初次细胞减灭术、辅助化疗、SLL 后进行巩固 WAI 和扩展化疗的作用。在所有这些试验中并未发现 WAI 和化疗在无病生存率和总生存率方面的差异。但是，这些试验中包含了 SLL 术后有最小的肉眼所见残留病灶的患者。Thomas 和 Dembo 回顾了 28 项研究的 713 名将巩固 WAI 作为治疗一部分的患者，指出放疗前的残留病灶体积是一个重要的预后因素。有肉眼可见残留病灶、微小残留病灶或＜5mm、没有残留病灶的患者经 WAI 治疗后的无病生存率分别为 17%、49% 和 76%。提示巩固放疗也许可使小部分、没有或微小残留病灶的患者潜在获益。最近两个试验评估了巩固性 WAI 在这种特殊亚组患者中的作用，得到了令人鼓舞的结果。Pickel 等将最初行广泛手术分期和肿块切除术以及辅助化疗的 64 位Ⅰc～Ⅳ期患者（主要是Ⅲ期）随机分为 WAI 组和观察组。通过临床、影像学、肿瘤标志物检查（未行 SLL）在所有患者中均未发现残留病灶的临床依据。腹部放疗剂量为 30Gy，每次 1.5Gy；盆腔放疗剂量为 51.6Gy；腹主动脉旁淋巴结的剂量为 42Gy。与观察组比较，WAI 组的 5 年无病生存率从 26% 提高至 49%，5 年总生存率从 33% 提高至 59%。Ⅲ期患者获益最大，无病生存率和总生存率分别为 45% 和 59%；而观察组仅为 19% 和 26%。多元统计分析也发现 WAI 的应用是一种积极的预后因素。

最近瑞典-挪威卵巢癌研究组报道了仅局限于Ⅲ期患者的一项随机研究的长期随访结果。将 SLL 显示完全病理缓解的患者随机分为 WAI 组、化疗组（顺铂、阿霉素或表柔比星）或观察组。有微小残留病灶的患者接受 WAI 或化疗。WAI 组的腹部放疗剂量为 20Gy，每次 1Gy，另外盆腔补量 20.4Gy。在完全病理缓解的亚组中，WAI 组比化疗组或观察组的 5 年无进展生存率更高（分别为 56%、36% 和 35%）。但是总生存率没有统计学差异。对复发模式进行分析显示 WAI 降低了该亚组的盆腔和远处复发率。在微小残留病灶患者中，WAI 和化疗的作用没有显著差异。该研究提示对 SLL 阴性者应用 WAI 也许能获得比观察和化疗更好的治疗效果。但尚不清楚 WAI 是否可获得与当前标准的化疗方案相同的疗效。

目前唯一发表的关于评估当前标准卵巢癌化疗（卡铂和紫杉醇）后行巩固 WAI 的研究数据来自于玛格丽特公主医院。29 名Ⅰ～Ⅲ期患者（主要是高度恶性的Ⅲ期患者）接受最初的手术、卡铂和紫杉醇化疗后没有病灶残留，在接受巩固 WAI 后评估其毒性反应和临床疗效。4 年后，41% 的患者复发，无病生存率和总生存率分别为 57% 和 92%。几乎所有复发患者（92%）能接受随后的挽救化疗，并能很好耐受。这项研究表明，对于当前应用的化疗方案，那些 WAI 后复发的患者接受和耐受挽救化疗的能力并没有因 WAI 而下降。

最近，一项回顾性研究报道了 106 名Ⅲ期患者的长期随访结果（中位随访 14 年），这些患者在初次手术肿块切除后接受了以铂类为基础的化疗和 SLL（大多数有微小残留病灶），达到最小残留病灶（<1cm），随后进行巩固性 WAI。有残留盆腔病灶者盆腔补量至 44.5Gy。5 年和 10 年的总生存率分别为 53% 和 36%。晚期肠炎综合征的发生率为 20%，8% 的患者需要手术解除肠梗阻。与肠道并发症相关的死亡率为 4%，且均发生于接受盆腔补量的患者。

（二）巩固性腹腔内 ^{32}P 治疗

几个回顾性研究已经证实了腹腔内 ^{32}P 治疗优于单纯观察，在这些研究中，在 ^{32}P 滴注之前行 SLL 明确患者无病灶残留。无病生存率为 40%～100%，总生存率为 64%～90%。最大的回顾性研究是由北卡罗来纳州大学的 Varia 等完成，最新资料由 Roger 整理，评估了巩固性 ^{32}P 对 69 名Ⅰ～Ⅲ期患者的疗效，这些患者经综合性手术分期和细胞减灭术以及辅助化疗后，SLL 显示临床和组织学均为阴性。与观察组相比，接受 ^{32}P 治疗的患者在无病生存率（分别为 67% 和 86%）和总生存率（分别为 78% 和 90%）方面有所提高。

评估巩固性 ^{32}P 的随机性研究资料有限。挪威镭疗医院将 50 名Ⅰa 期高度恶性和Ⅰb～Ⅲ期患者随机分为 ^{32}P 组和观察组，发现这两组之间没有显著差异。最近 GOG 报道了一项 202 名Ⅲ期患者参与的前瞻性随机研究，这些患者经最初的手术和以铂类为主的辅助化疗后，SLL 显示完全临床缓解和显微镜下无残留病灶，与观察组相比，在 SLL 术后 10 天接受 ^{32}P（15mCi）治疗的患者 5 年无病生存率（分别为 36% 和 42%）或总生存率（分别为 63% 和 67%）并无提高。且首次复发部位没有显著差异（33% 为腹膜，26% 为腹膜外）。

七、姑息性放疗

几个回顾性研究证实局部放疗对于减少局部复发和转移病变无效。姑息性放疗最常用于治疗出血、疼痛或梗阻症状，还可用于治疗呼吸困难、淋巴水肿和脑转移肿瘤。中位剂量为 30～38Gy。总缓解率为 73%～100%，完全缓解率为 28%～70%。有报道中位持续时间为 5～11 个月。其中的一项研究显示 70% 患者缓解持续时间延长至 >6 个月，40% 为 >12 个月。放疗对于控制阴道、直肠出血最有效。事实上，在所有的患者中，出血都得到一定的控制，且 80%～89% 的患者经放疗后无出血症状。放疗后 77%～100% 患者的疼痛能有效缓解，其中 40%～65% 患者的疼痛能完全缓解。64%～75% 患者的肠道或输尿管梗阻症状得到改善。这些数据显示姑息性放疗较最近文献报道的挽救性化疗方案的效果要好。放疗能缓解局部症状且作用持久，可考虑用于有症状的复发患者的姑息治疗，特别是对化疗药物抵抗者。

卵巢癌脑转移的立体定向放射外科治疗

卵巢癌转移至脑的发生率很低（0.9%～1.4%），但有一篇文献报道当化疗方案变得更有效时，其发生率可高达 11.6%，但是长期预后差，中位生存时间 <12 个月，尽管有一项研究表明联合手术切除、放疗和化疗可使生存时间延长至 16.5 个月。

有两项回顾性的研究报道了 8 名患者行立体定向放射外科治疗（SRS）联合或不联合全脑放疗的疗效。在一项研究中，对 5 个精心挑选的患者应用中位剂量 15Gy 的照射，大多数患者都有症状和客观影像学的改善。与一小群经单纯全脑放疗的患者相比，更多的经 SRS 治疗的患者获得影像学的完全缓解（分别为29%和40%）。SRS组的2年总生存率为60%，而全脑放疗组为15%。尽管这些小的回顾性研究没能得出确切的结论，但SRS可使一部分卵巢癌脑转移的患者获得临床缓解，另外需要更多的研究来论证。

八、放射治疗技术

（1）全腹放疗（WAI）：临床靶体积包括从横膈至骨盆底的整个腹膜，包绕脏器和腹壁的表面，这些地方能隐藏肿瘤种植灶、微小病变、盆腔和腹主动脉旁淋巴结。高危器官是指那些剂量限制器官，包括肾、肝、小肠、大肠和骨髓。

传统上应用前后大野照射。需要注意上缘处横膈随呼吸的变化，以确保尽可能地覆盖靶体积，要包括下部Douglas窝，以确保腹膜侧面边界的覆盖，尤其是肥胖患者。X线透视有助于评估平静时呼吸运动的范围。此外，吸气相和呼气相的CT图像融合能用于设计治疗野。对于某些患者还需要延长放射源至皮肤的距离以确保足够覆盖靶体积。

肾和全肝的限制剂量分别是15Gy和30Gy。每日分次剂量为1.2～1.5Gy。另外，盆腔和腹主动脉旁淋巴结区域的剂量也许依据临床需求可达50Gy。需监测患者的胃肠道和血液学毒性反应，并提供营养支持。

（2）全腹的调强放射治疗：有研究提出在WAI中应用调强放疗（IMRT），以减少骨髓和肾脏的照射剂量，从而降低骨髓毒性和肾脏损伤的发生率。目前已有一个研究证实，与传统照射野相比，应用动态多叶准直器的IMRT技术比传统的照射野提高了计划靶区（PTV）的剂量覆盖和显著降低了骨和肾脏的剂量。接受95%处方剂量的PTV体积由72%升高至84%，接受超过21Gy照射的盆腔骨体积从86%降低至35%，相对减少60%。但是，存在剂量非均一性，且近肾的小块区域剂量稍微偏低。另一个应用IMRT弧形照射的研究也报道了可以提高PTV剂量覆盖范围。WAI-IMRT带来的剂量学优势能否转化为临床相关获益还有待继续观察。此外，技术上必须熟知复杂的解剖结构，并能勾画出腹膜腔的边界。患者的呼吸运动和摆位的不确定性也将需要进一步研究。

（3）卵巢癌的术中放疗：几项研究建议术中放疗（IORT）可作为局部复发妇科癌症挽救性治疗的一部分，包括卵巢癌，也许能提高局部控制率和总生存率。有一篇文献报道了总共46例卵巢癌患者。最大的IORT回顾性研究报道了22例卵巢癌患者经IORT治疗的结果（中位剂量为12Gy，从9Gy到14Gy），提示在细胞减灭术中追加IORT也许能潜在提高局部控制率，并使高度选择的局部复发卵巢癌患者获得缓解。治疗部位较多，但盆腔侧壁是最常见的治疗部位。几乎所有患者在IORT后都接受其他的治疗，包括WAI、盆腔和（或）腹股沟放疗、化疗。局部控制率可达68%，至复发的中位时间为14个月，5年无病生存率为18%，总生存率为22%。总治疗相关的3级毒性反应为41%。7位患者发生肠梗阻，她们全都接受了术后WAI，其中2位也合并局部复发。没有长期随访的神经病学后遗症的报道。

（4）腹腔内滴注 ^{32}P：1945年Müller首次报道了放射性药物在卵巢癌治疗中的应用；他最初使用的是 ^{63}Zn，但后来选择了 ^{198}Au。放射性同位素最初被用于恶性腹腔积液的姑息治疗。20世纪50年代末期和60年代早期，一些回顾性研究指出，腹腔内滴注放射性同位素对治疗卵巢癌微小病灶有一定作用。自1955年，^{32}P开始成为腹腔内滴注的首选放射性同位素，其原因包括：无γ射线发出、技术更容易掌握、更高的β能量，因此具有更好的组织穿透性。

有放射活性的 ^{32}P 的自然半衰期为14.3天，衰变时释放β射线，中位能量为695keV。该同位素在胶体悬液中的生物学效应为4mm，因此主要用于治疗腹膜表面。γ射线的缺乏能够达到限制腹腔内其他器官放射剂量的目的，如肝、肾、肠，从而使大腹膜表面得到安全治疗。^{32}P 胶体制剂不会被吸收入体循环，没有其他 ^{32}P 类化合物相关的血液学毒性。

^{32}P 滴注法通常是用磷酸铬混悬液，浓度达 5mCi/mL。建议在 SLL 时置入两根腹膜内导管，右侧腹膜内导管位于右侧结肠旁的凹槽，朝向右半侧膈，左侧腹膜内导管沿着左结肠旁的凹槽，朝向盆腔。如果 SLL 时未置入腹膜内导管，可在局麻下将多孔腹膜透析管置入腹膜腔。然后经腹膜内导管将250mL生理盐水注入腹膜腔，以证实没有液体外渗出腹膜腔。有几项技术可以评估腹膜分布，包括在腹腔内注入 ^{99m}Tc 后摄前后位片，已证实没有形成囊腔。如果腹腔内液体分布合适，可将15mCi 的磷酸铬混悬液混合入 500mL 的生理盐水中，并经腹膜导管注入腹膜腔。如果 ^{99m}Tc 在患者腹膜腔内分布不合适，则不应注入 ^{32}P 混悬液。在注入 ^{32}P 后，用 250mL 生理盐水冲洗腹腔内导管，并将导管移走。为了使腹膜腔内 ^{32}P 分布更广泛，患者应该每10分钟翻一次身，持续2小时，可遵循左侧卧位、Trendelenburg 卧位、逆 Trendelenburg 卧位、右侧卧位的姿势。

（5）腹膜内放射免疫疗法：放射性标记的单克隆抗体已被推荐作为治疗卵巢癌的一种新的分子靶向疗法，以协助控制腹腔内播散的病灶。目前的研究热点是应用放射性同位素（^{131}I、^{125}I 或 ^{90}Y）标记的单克隆抗体靶向治疗腹腔内恶性细胞。MUC1 是一种糖基化的黏蛋白，在卵巢癌和其他腺癌细胞的表面过度表达，已作为一种潜在的卵巢癌治疗目标而被研究。最近一项大型Ⅲ期试验报道了应用放射性标记的鼠 HMFG1（^{90}Y-muHMFG1）（一种直接作用于 MUC1 特殊表位的抗体）巩固治疗细胞减灭术和以铂类为基础的化疗后达完全临床缓解的患者的疗效。不过，与单纯标准治疗相比，腹腔内 ^{90}Y-muHMFG1 单一剂量联合标准治疗并没有减少复发或提高生存率。

九、治疗后遗症

（1）急性毒性反应：WAI 引起的急性毒性反应很常见，但很少有严重的反应。包含许多腹腔脏器的大照射野的应用会导致许多可预测的副作用的发生。大多数的腹腔或盆腔照射野包括整个或部分器官系统，如肝、肾、胃肠道、膀胱、脾、肺和胰腺。胃肠道副作用是应用 WAI 中最常见的急性、亚急性反应，这是因为大量肠组织被包括在照射野内。高达 75% 的患者经腹和盆腔照射治疗后出现轻到中度的腹泻。通过使用屏蔽减少肠道照射剂量或适当的定时缩野能阻止毒性反应或将其降至最小。60%～70% 的患者可能会出现恶心，特别是早期治疗阶段，但呕吐不常发生。还常会出现食欲下降伴体重减轻。因此，必须密切监测，确保营养充分以避免发生营养不良和脱水。

由于适当的屏蔽，临床上明显的肝损害相当罕见。50% 的患者会出现短暂的碱性磷酸酶升高，但有症状的肝炎的发生率不到 1%。血液学毒性反应很少发生，血象明显下降以致停止治疗的情况很罕见。即使放射剂量很低，也可能会导致脾损伤，因为脾对放射敏感，所以可能会导致血小板计数减少。

可能会发生由盆腔放疗引起的尿道炎和膀胱痉挛，应该对症治疗。在应用 WAI 时，对肾进行适当的屏蔽是减少肾损伤和降低复发率的关键。输尿管或尿道的狭窄罕见，发生率<1%，通常在放疗后3~6个月才能观察到。因为伴足够边界的整个腹膜腔治疗需要照射野超过横膈，包括两侧的肺底部。胸部X线片显示在5%~20%的患者中有纤维化或双基底部肺炎，但通常为自限性，很少有症状。

（2）晚期毒性反应：用移动条形技术比用开放野照射技术的晚期毒性反应更常见，主要是因为更高的剂量和产生的热点。高剂量能超过正常组织耐受，导致永久性的器官损害和失败。慢性胃肠道损伤（如胃胀气、间断腹泻）发生在<5%的治疗患者中。在单独应用腹腔内^{32}P治疗或WAI的病例中，有报道称肠梗阻的5年总发生率为5%~10%。50%发展为肠梗阻的患者需要手术（发病率为3%~5%），但目前10年随访的数据发现发病率也许更高，接近10%。这些在剂量超过45Gy和照射野有缺口或邻近缺口处的患者中更常见。此外，存在腹膜腔粘连和^{32}P或WAI联合其他的盆腔放疗可使肠道并发症的风险增加1倍（高达20%~25%）。

因为大多数器官的解剖部位，导致提高放疗剂量就会增加毒性反应的发生率和严重程度。有报道称在10个研究组的1098名患者中，当腹腔放疗剂量为22.5Gy时肠道并发症的发病率为1.4%，相对而言，当腹腔放疗剂量为30Gy时其发病率升至14%。另外，^{32}P滴注的时机在晚期肠道毒性反应的发展中可能是一个重要的因素。Spanos等报道了术后延迟滴注^{32}P（>12小时）组和术后立即滴注组的肠道并发症发病率有显著差异（分别为21%和4%）。

十、生殖细胞肿瘤的治疗

通常，非上皮性肿瘤的临床表现和处理类似于上皮性肿瘤，因为患者通常有阴道出血、腹部胀气或疼痛，需要手术和化疗。就诊时，诊断程序与其他卵巢癌相同，如前所述。治疗前的AFP和β-hCG对于诊断和治疗很重要。例如，β-hCG升高而AFP正常强烈提示为无性细胞瘤。LDH和CA125也同样重要，因为生殖细胞瘤可能有好几种肿瘤标志物能被随诊到。各种手术方式、辅助化疗、放疗也都存在于非上皮性肿瘤的治疗中。治疗时应该既要考虑患者维持生育的愿望，也要尽可能治愈疾病。

在儿童和青少年中诊断大多数的卵巢肿瘤是生殖细胞瘤，在诊断时2/3肿瘤为恶性。生殖细胞瘤占所有卵巢肿瘤的20%，占所有卵巢恶性肿瘤的2%~5%。最常见的生殖细胞瘤是成熟的囊性畸胎瘤（也是最常见的卵巢肿瘤），幸运的是只有少数含有恶性或未成熟成分。

（1）无性细胞瘤：无性细胞瘤是最常见的恶性生殖细胞肿瘤，双侧对称发病率高达20%，10%卵巢受累为肉眼可见，10%为显微镜下浸润。80%的无性细胞瘤女性在30岁以前发病。无性细胞瘤也分泌LDH，且伴有hCG水平升高。但是，就诊时75%~80%患者仍处于疾病早期。在许多病例中，患该病的年轻女性大都希望治疗后能维持生育能力。对于一些早期患者而言，这也许是可能的。对侧的高发病率使保守手术需冒更大的风险。

无性细胞瘤患者的术后治疗分为Ⅰ期患者的治疗和晚期患者的治疗。对Ⅰa期患者应密切监护，不必行辅助治疗，但这些患者的复发率高达15%~25%。对于晚期患者，推荐应用BEP方案（博来霉素、依托泊苷、顺铂）化疗。在GOG和安德森肿瘤中心对Ⅲ期或Ⅳ期和有大块残留病灶的患者进行的研究中，几乎所有患者都达到5年的无病生存期。

无性细胞瘤是唯一的放射敏感性肿瘤，且被用于不适合化疗的患者中。放疗剂量为 25Gy，分 12～14 次。但放疗会影响生育，所以在推荐为辅助治疗时必须慎重考虑。

（2）其他生殖细胞瘤：非无性细胞瘤大多数是单侧的。对于明显的早期疾病，单侧输卵管卵巢切除术同更扩大的手术一样有效。Ⅰ期、1 级未成熟畸胎瘤患者通常在单侧输卵管卵巢切除术后不需要进一步治疗。所有其他患者，包括Ⅰ期、2 级和 3 级未成熟畸胎瘤患者术后需要 3 个周期的 BEP。因为诊断的病例数少，大规模的与辅助化疗比较的研究并不常见。

关于非精原细胞睾丸生殖细胞瘤的化疗方案疗效的数据对无性细胞瘤的卵巢肿瘤患者的治疗有很重要的影响。肿瘤分化较差的患者和有内胚窦瘤、胚胎性癌、绒毛膜癌或混合型生殖细胞瘤的患者均应接受术后辅助化疗。曾应用过各种方案，包括 VAC（长春新碱、更生霉素和环磷酰胺）、PVC（顺铂、长春新碱和环磷酰胺）和 CVB（环磷酰胺、长春新碱和博来霉素）。在一项对完全切除的术后患者进行的前瞻性随机研究中，手术分期包括Ⅰ、Ⅱ和Ⅲ期，应用 BEP 方案，其无病生存率达 96％。推荐对分期好的已行肿块切除的卵巢生殖细胞瘤患者应用 3 个周期 BEP 方案作为标准治疗。

十一、性索-基质肿瘤的治疗

性索-基质肿瘤来源于卵巢内支持生殖细胞的基质成分。这些肿瘤在卵巢恶性肿瘤中所占比例<5％，但占所有功能性卵巢肿瘤的 90％。1/3 的肿瘤能产生雌激素、黄体酮、睾酮或其他雄激素。激素表达可能产生一些症状和体征，包括性早熟、绝经后出血、多毛症或男性化。性索-基质肿瘤可发生于任何年龄的女性（颗粒细胞瘤呈年龄双峰分布），但发病率的高峰是在 50 岁左右的绝经后女性。这些肿瘤典型的行为貌似良性或者有 LMP。手术仍然是治疗的主要方法，但偶尔的术后治疗也是必需的，尽管这些肿瘤对化疗相对不敏感。

最常见的肿瘤是颗粒细胞肿瘤，如睾丸支持细胞肿瘤，来源于性索细胞，而膜细胞瘤、睾丸间质细胞瘤和纤维瘤来源于间充质细胞。这些肿瘤相当少见。颗粒细胞瘤有恶性潜能，也是最常见的，占卵巢性索-基质肿瘤的 70％。这类肿瘤大多数是单侧的，可通过由单侧输卵管-卵巢切除术和适当分期组成的保留生育功能的方法来治疗。另外，对于希望保留子宫的女性，应进行子宫内膜活检，因为许多肿瘤会伴发过度增生成腺癌。对于那些没有保留生育功能愿望或绝经后的女性，应选择全子宫及双侧输卵管-卵巢切除术。单纯手术大多可以治愈。但是，应该考虑一些高危因素，包括组织学、较大的肿瘤、有丝分裂指数、肿瘤破裂和不完全的分期。有这些高危因素的女性被认为有更高的复发风险，应考虑给予 BEP 化疗。

第六节 预后因素及未来方向

一、预后因素

分期增加则生存率下降。最初术后残留肿瘤体积与生存率显著相关。肿块切除的程度是否依赖于肿瘤固有的生物学行为，或是否真正是一种独立的预后因素尚不清楚。组织学分级对于早期疾病非常重要。Ⅰ期的1、2、3级肿瘤生存率分别为96%、78%、62%。

恶性上皮性卵巢癌的组织学亚型的意义还不能最终被证实。组织学反映了分化程度、肿瘤负荷、分期。黏液性和子宫内膜样癌患者的生存率较高，也许是因为其诊断较早和分化好的组织学类型。透明细胞癌较其他上皮性恶性肿瘤更具侵袭性，Ⅰ期的5年生存率为60%，其他期别<15%。

成功的细胞减灭术的范围被认为是卵巢癌治疗中主要的预后因素之一。

二、成人型粒层细胞肿瘤

成人粒层细胞肿瘤占所有粒层细胞肿瘤的95%。大多数患者在30岁以后被诊断，中位年龄为52岁。腹痛、腹胀和阴道出血是最常见的症状和体征。因为这些肿瘤产生雌激素相对过量，所以25%的患者伴发子宫内膜病理学改变，如过度增生或腺癌。这些肿瘤体积较大，平均直径为12cm。如果术前怀疑粒层细胞肿瘤，应检测抑制素A和B的水平以助于鉴别诊断。一旦诊断为粒层细胞瘤，则抑制素水平的升高可能提示疾病复发。

大多数粒层细胞瘤表现为良性。90%的患者为Ⅰ期，且90%患者的肿瘤为典型的单侧生长。因此，在年轻女性中，选择保留生育能力的手术治疗。分期是粒层细胞瘤最重要的预后因素，其他的预后因素有肿瘤大小、有丝分裂的异型性、肿瘤破裂，但分期仍然是最重要的。Ⅰ期患者的10年生存率为90%，15%~25%的Ⅰ期患者最终会出现复发。晚期患者的10年生存率为26%~49%。

三、幼年型粒层细胞瘤

幼年型粒层细胞瘤很罕见，但在发生于青春期前女孩和<30岁女性的粒层细胞瘤中占90%。与成人型相似，幼年型肿瘤可能也分泌雌激素，因此，青春期前女孩可能表现为性早熟。这可能是最明显的临床表现，但最常见的临床表现为腹部包块。像成人型那样，幼年型出现双侧生长也很罕见，双侧生长的发生率仅为5%。超过90%的病例在诊断时为Ⅰ期，其他的预后因素与成人型类似。5年生存率为95%，晚期或复发病例的预后仍然很差。

四、未来方向

卵巢癌的预防、早期检测、晚期和复发疾病的治疗仍然具有挑战性。疫苗可能对于预防几种不同的癌症有一定的作用。乳腺癌和卵巢癌表达的黏蛋白可作为疫苗预防这两种癌症的目标。两项应用CA125和经阴道内超声对绝经后女性进行筛查的试验（UKCTOCS有20万名女性参与，USA-PLCO有3.9万名女性参与）正处于长期随访阶段，对于降低卵巢癌死亡率的作用尚不清楚。

放疗在当前卵巢癌治疗中的作用有限。将来卵巢癌放射治疗可能包括应用放射性标记抗体的靶向放疗、联合化疗或其他新的分子靶向药物（像放射增敏剂一样）的治疗方案，特别是治疗局部病灶的新的放疗技术，如IMRT和影像引导的放疗。功能和分子影像将推动诊断、分期治疗方法和放疗靶向的发展。

基因和蛋白的研究为发现基于个别肿瘤分子标记的更有效的筛查试验和靶向治疗提供了更大的可能。可以鉴定基于蛋白表达资料和卵巢癌生物标记亚型的主成分分析和聚类分析。Bast等注意到超过30个血清学标志物单独升高或伴有CA125和可能成为标志物的水平升高，可能成为标志物包括HE4、间皮蛋白、巨噬细胞集落刺激因子、骨桥蛋白、激肽释放酶和可溶性表皮生长因子受体。

蛋白研究方法已被用于定义质谱学上明确的波峰形式，或用于鉴别一种限量的标志物能否用常规方法测定出含量。尽管对卵巢癌的预防还有待于全面了解这些肿瘤病因学和鉴别高危人群的一些因素，但应用新的化疗和靶向生物制剂进行早期诊断和系统治疗、合适的剂量、用药方法以及基于患者选择因素的方案，都将显著提高早期和晚期卵巢癌的生存率。毒性更小的治疗方法的进展和减少毒性反应的研究都有望提高生存质量。在非上皮性卵巢癌中保留生育能力的方法已成为卵巢癌治疗的重要部分。

第七章 外阴癌

第一节 局部解剖

外阴由阴阜、阴蒂、大小阴唇、阴道前庭及其皮下支持组织构成。在外阴周围,前方有尿道,后方是会阴和肛门。阴阜是由皮下结缔和脂肪组织构成的小丘状隆起,位于耻骨联合前方。青春期以后阴阜表面被覆阴毛。大阴唇是两个狭长的皮肤皱襞,从阴阜向后走行汇合入会阴体。大阴唇的皮肤有色素沉着,内有毛囊和皮脂腺。小阴唇是位于大阴唇之间的一对小皮肤皱襞,向内延伸为阴道前庭的边缘,向上分为两部分上下包裹阴蒂,融合后分别形成阴蒂包皮及系带。小阴唇的皮肤里含有很多皮脂腺但是没有毛囊,也没有皮下脂肪组织。阴蒂在尿道口上方 2~3cm 处,外层由小阴唇融合后支持。阴蒂由勃起组织构成,分为阴蒂头、阴蒂体和两个阴蒂脚,后者位于两侧,被覆坐骨海绵体肌,紧贴于坐骨。

阴道前庭是外阴的中心,两侧为小阴唇,后方为会阴体。在前方,许多位于黏膜下的小前庭腺体开口于靠近尿道口的黏膜表面。巴氏腺是两个分泌黏液的小腺体,位于大阴唇后部的皮下组织中。巴氏腺管开口于前庭两侧后方的部位。会阴体是 3~4cm 的皮肤带,将阴道前庭与肛门分开,形成外阴的后方边界。

阴唇的淋巴管进入腹股沟浅淋巴结和股淋巴结,位于筛状筋膜和阔筋膜前方。淋巴引流随后穿过筛状筋膜到达股深淋巴结。阴唇系带、会阴和包皮的淋巴管汇入阴唇的淋巴管。阴蒂的淋巴液不仅引流到股浅淋巴结,也进入股深淋巴结和盆腔内的淋巴结。一些来自阴蒂的淋巴管可能直接进入盆腔,旁路经股淋巴结,连接闭孔和髂外淋巴结。腹股沟浅淋巴结在 Camper 筋膜和覆盖股血管的筛状筋膜之间沿大隐静脉及其分支分布。浅表的淋巴结位于 1 个三角之内,三角的上界为腹股沟韧带,外侧界为缝匠肌,内侧界为长收肌。通常深部淋巴结有 3~5 枚,其中最浅表的位于腹股沟韧带下方,名为 Cloquet 淋巴结。淋巴液从这些淋巴结引流入盆腔的髂外和髂总淋巴结。

第二节 流行病学及病理学

一、流行病学

外阴癌是罕见的恶性肿瘤,仅占所有女性患者恶性肿瘤的 1%~2%,占所有妇科相关肿瘤的 3%~4%。这种恶性肿瘤在女性中的发病率 0.5/100000~2/100000,在年龄>70 岁的妇女中发病率明显升高。尽管在浸润性外阴肿瘤中是这样,但近来报告显示原位癌的发病率和发病年龄高峰有变化。对于所有人种,原位癌每年的发病率从 1973—1976 年到 1985—1987 年间几乎增加了 1 倍。最大的成比例增长发生在 35 岁以下的白人女性,其发病率几乎是以前的 3 倍。而浸润性肿瘤在以上研究时期内保持稳定。原位肿瘤发病率和年龄的变化至少部分可认为是与性活动相关的。

患有外阴癌，无论是上皮内病变或浸润性癌的患者，都比一般人群有更高的非生殖器第二原发肿瘤的发生率。继发恶性肿瘤大部分发生在肛门生殖器区域，特别是宫颈。在 Choo 和 Morley 报道的系列研究中，上皮内瘤样变的患者继发宫颈癌的发病率是 33.5%，浸润性癌患者为 16%。这不能解释外阴癌患者中非妇科肿瘤的发生率增加。肛门生殖器区域继发肿瘤的发生率增加，可能相关的因素有下泌尿生殖道胚胎学相关性、人类乳头瘤病毒的感染和单纯疱疹病毒感染。

在免疫抑制的患者（如肾移植者），外阴癌的发生率也更高其他易患外阴癌的情况有白血病、生殖泌尿道癌、洗衣房或清洁工业的受雇佣史。与宫颈癌相似，一些观察者已经报道在较低社会经济等级的妇女中，外阴癌的发生率增加了两倍。在已患其他妇科恶性肿瘤的女性中，这种增加的趋势，提示存在一些肿瘤的共同易感性或病原学因素。

二、病理学

尽管多种病理类型的肿瘤可发生在外阴部位，但其中有 85% 为鳞状细胞癌类型。其余的肿瘤包括黑色素瘤、基底细胞样癌（泄殖腔源性的）、发生于巴氏腺的腺癌、神经内分泌癌（Merkel 细胞）和肉瘤。

（一）表皮样癌

表皮样癌具有某些病理特点使其不同于女性生殖道的其他肿瘤。外阴肿瘤发生在鳞状上皮之内，与发生在宫颈的肿瘤不同，外阴没有移行带。肿瘤常发生在异常上皮或邻近区域，或癌前病变状态的区域，如硬化性苔藓、Queyrat 增生性红斑、Paget 病和 Bowen 病。为防止混淆，外阴病变研究国际协会（ISSVD）推荐不再使用术语"营养不良"ISSVD 提出了外阴上皮内瘤样病变这样一个新的定义，认为术语"微浸润"意义模糊，建议国际妇产科学联盟 FIGO I 期中列出 I a 亚期。这个变化是为了解释肿瘤的大小和浸润深度。I a 亚期定义为单个病变直径＜2cm，浸润深度＜1mm。浸润深度定义为从最表浅的邻近真皮乳头的上皮间质连接到浸润最深点的距离。肿瘤厚度的测量是从上皮表面，或者如果表面角化则从颗粒层基底，到国际妇科病理学家协会所指的浸润最深点的距离。这个亚期用于那些只有一个部位浸润而临床没有淋巴结受累的患者。

表皮样癌的 3 种可辨别的生长方式：①融合型生长；②致密型生长，③指状生长。融合型生长是超过 1mm 的肿瘤互联构成肿瘤包块。这种生长类型的特点是深部浸润，与间质结缔形成有关。致密型是分化好的肿瘤的生长方式，被覆上皮保持连续性，浸润的肿瘤包块边界清楚，没有从肿瘤整块上分离出来的孤立小岛。这种肿瘤很少侵犯血管间隙，肿瘤细胞与邻近和被覆的鳞状上皮细胞相似。放射状或指状生长方式的特点是由低分化肿瘤细胞在真皮或黏膜下层内构成的小梁状外观，比肿瘤主体病灶还要深。这些肿瘤经常与间质结缔组织形成反应或淋巴细胞炎性浸润有关。血管间隙受累在这种肿瘤生长方式中比在紧密型生长方式中更常见。外阴鳞状细胞的几种变异类型包括腺样鳞状细胞癌、有巨大肿病细胞的鳞状细胞癌、皮脂细胞癌梭形鳞状细胞癌和肉瘤样间质鳞状细胞癌。

（二）罕见的组织学类型

外阴的恶性黑色素瘤是一种很特殊的疾病，占外阴原发肿瘤的 10%。这些肿瘤更多见于白人女性，发病高峰年龄在 50~70 岁。有时发生于原有色素沉着的病变上，诊断时需要考虑与外阴黑色素沉着病变相鉴别。外阴黑色素瘤可被分为 3 种特殊类型：浅表播散的恶性黑色素瘤、结节性黑色素瘤和肢端色斑样黑色素瘤。正如身体其他部位发生的黑色素瘤的病例一样，浸润水平和肿瘤厚度是指导治疗和决定预后的重要特性。就像身体其他部位的黑色素瘤一样，外阴黑色素瘤也可以转移到其他器官。

Merkel 细胞肿瘤也可发生在外阴。这些肿瘤罕见，预后差。在形态学上，与其他部位的神经内分泌肿瘤相似。肿瘤包含神经特异性烯醇酶和低分子量的角蛋白。这些角蛋白经染色形成特殊的核周细胞质的滴状物。这些神经内分泌颗粒在电子显微镜下可被识别。

大多数外阴原发腺癌发生在巴氏腺。也可发生在汗腺和 Skene 腺这些外阴皮肤的附属器。巴氏腺癌多见于老年女性。肿瘤常为实体瘤，浸润深。组织学类型可描述为黏液癌、乳头状癌、黏液性表皮样癌、腺鳞癌和移行细胞癌。原发于巴氏腺的癌的组织病理学特点是正常腺体向肿瘤组织的转变。因为临床识别这些病变困难，所以患者经常就诊时原发病变已经处于晚期，腹股沟淋巴结有转移。这也是泄殖腔来源的腺癌。

外阴 Paget 病形态多变，但一般表现为外阴湿疹样变、充血、渗出。病变可以是扁平、隆起或溃疡样，外观呈白色（黏膜白斑）、红色（无核红细胞）或色素沉着过度。这种病变有典型的组织学形态。Paget 细胞经常包含癌胚抗原，可被免疫过氧化物酶技术识别。Paget 病多见于绝经后、年老的白人女性，可被误诊为湿疹或接触性皮炎。外阴部位的 Paget 病与乳腺 Paget 病相似，20%~30%的病例发生浸润癌。15%的患者合并有大汗腺癌或巴氏腺癌。

外阴疣状癌少见，多发生在 40~60 岁。肿瘤分化好，淋巴结转移率相对低，如果患者能够手术治疗，总的预后较好。外阴也会发生基底细胞癌，但罕见。

也有报道外阴发生移行细胞癌，一些病例实际上是原发于下段泌尿道的转移病灶。

第三节　自然病程及临床表现和分期

一、自然病程

根据 Plentl 和 Friedman 收集的资料，将近 71%的外阴癌发生于大小阴唇，14%发生于阴蒂，5%发生于会阴及阴唇系带，5%发生于巴氏腺包膜及尿道，另有 5%临床表现广泛而难以归类。

发生在外阴的恶性肿瘤通常遵循一个已知的区域淋巴结播散的模式。腹股沟浅淋巴结经常首当其冲，然后再播散到腹股沟深淋巴结。对于单侧性疾病，在没有同侧腹股沟淋巴结受累的情况下，转移到对侧腹股沟淋巴结或盆腔淋巴结的情况并不常见。尽管阴蒂或尿道原发或受累的病变理论上可以直接转移到盆腔淋巴结，但盆腔淋巴结受累而不伴腹股沟淋巴结受累的病例罕见。

手术分期患者的腹股沟淋巴结转移率为 6%~50%，取决于肿瘤浸润和扩散程度 Plentl 和 Friedman 报道在临床上可触到淋巴结肿大的患者中，淋巴结转移的发生率为62%，而在临床上触不到淋巴结肿大的患者中，发生转移的概率为 35%。在一项临床分期的回顾研究中，Franklin 注意到 75%临床上可疑淋巴结转移的患者有淋巴结转移，而 11%~43%临床上无淋巴结肿大的患者淋巴结有转移。Homesley 等进行的一项 GOG 研究发现，在淋巴结不可触及或淋巴结被认为是正常的患者中，23.9%的手术标本中发现有淋巴结转移。当临床可疑淋巴结转移时，76.2%患者的淋巴结组织学阳性。在腹股沟淋巴结组织学阳性的患者中，盆腔淋巴结阳性的概率是30%。血行播散一般发生在疾病的晚期。最常见转移的部位是肺、肝脏和骨。

二、临床表现

浸润性外阴癌常因患者的症状而发现，很少是偶然的发现。这些症状包括瘙痒、点滴出血或疼痛、分泌物多。通常患者主诉有症状已经很长时间，到他们引起医学注意时已经有了很明显的病损。根据病变的范围和部位不同，患者可能会主诉排尿困难、排便困难，也可能有性交困难或不适。多数时候，腹股沟淋巴结没有变得很大之前患者不会注意到，也很少有关于淋巴结的主诉。很少有患者前来就诊时有晚期的淋巴结转移，或继发腹股沟淋巴结病变的下肢水肿。

三、分期

1983年首次应用的分期系统基于肿瘤的临床表现。考虑到淋巴结的临床状态更重要，在1988年修订了该分期系统。1997年分期再次修订加入了微小浸润病变的独立分期，即Ⅰa期。在现行的FIGO分期推荐规范中，所有浸润深度＞1mm的肿瘤都应该有腹股沟淋巴结的组织病理学评估结果。淋巴结的状态与病痛诊断及治疗相关。对于晚期淋巴结受侵的患者，不需要切开活检来分期；但是推荐细针穿刺抽吸活检，因其操作简单，并能为治疗和预后提供疾病的详细信息。当病变位于中线或两侧外阴受累时，需要进行双侧腹股沟淋巴结的检查。同样，对于腹股沟淋巴结阳性的单侧病变，推荐做对侧检查。在这些病例中，盆腔淋巴结也要检查，至少使用非创伤性方法。

诊断方法，如胸部X线检查、盆腹腔CT、MRI扫描、骨扫描不是必需的，但是建议根据肿瘤的临床期别而定。CT和MRI可以识别增大的淋巴结。这些检查缺乏特异性，但是有助于识别可疑的淋巴结或是潜在的器官受累，以进一步针对这些可疑部位进行活组织检查。为了完善分期，可能需要进行膀胱镜检和直肠镜检，但是是否需要这些额外检查则由原发肿瘤的部位和范围决定。现有的分期系统联合病变大小、淋巴结的临床状态一起作为评估预后的参数。同时还包括了外阴病变研究国际协会（ISSVD）的推荐指南。

第四节　治疗

外阴癌的治疗面临诸多挑战。一般而言，患者多为高龄且有合并症。由于发病部位的特点，很可能侵犯邻近器官（如膀胱和直肠），且淋巴结受侵率高。因为发病率相对低，多数报道的文献仅包括小而各异的人群。由于治疗会对患者造成身心影响，因此，外阴癌的治疗也变得相当复杂。上述各方面问题给研究此病和形成统一的治疗指南造成困难。除此之外，外阴癌的治疗在最近几十年里经历了显著的变化。原发肿瘤的整块切除和腹股沟淋巴结切除在过去被认为是标准治疗，现已被根据不同病变程度进行手术的多模式的治疗体系所替代。这种变化基于对根治性手术相关并发症的充分认知，综合性治疗也使治疗结果得以改善，同时还认识到根治性手术对性功能和自我躯体形象的负面影响。尽管根治性手术在外阴癌的治疗中仍占有重要地位，手术却不再是治疗的唯一方法了。如果进行手术，不像以前那样必须做广泛的根治性手术。手术对原发肿瘤的控制很可能取决于手术的切缘而不是切除整个外阴。各径线都保持1cm的阴性切缘对于取得原发外阴肿瘤的较高局部控制率非常重要。

外科技术已经精炼成熟，手术操作更易耐受。这些改进包括一次性闭合会阴伤口、使用缝匠肌来闭合腹股沟区的手术缺损、使用外阴肿瘤原发部位和腹股沟区域的独立切口。这些进展使得手术创伤和并发症及后遗症的发生率降低。除了以上改进，患者的术后治疗也得到改善。

在近几十年中应用于外阴癌的放射治疗也在各方面取得重大改进。我们目前使用的技术能有效地治疗外阴阴道和腹股沟区域病变，而较少发生创伤和并发症。利用高能X线设备、准直性精确的放射野、补偿器和各种不同能量的电子束射线，更精确地考虑肿瘤形状、厚度、浸润深度及范围，从而对原发病变和淋巴结进行放射治疗。个体化治疗将放疗的靶区特异化，同时控制正常组织受量在其耐受范围内。利用先进和精准的剂量学测定技术，提高了治疗靶区剂量的准确度。在一些特定病例或与体外放疗联合时，近距离放射治疗也可作为初治方法而被应用。近距离放疗可为特定体积组织提高较高的剂量。

在近几十年中，肿瘤治疗最显著的进步可能是同时或序贯使用多种治疗方式。化学疗法、放射治疗和手术联合，减少了任何单独一种治疗方法造成的不良影响，在获得相同或更高局部控制率及生存率的同时还能保存器官功能。

一、早期浸润癌

1. 手术

过去外阴早期浸润癌被认为是弥漫性病变，患者通常要行根治性外阴切除，Ⅰ期患者生存率为90%，但是手术后遗症相当多。现在普遍认为，小的病变（直径<2cm，深度<5mm）可接受根治性局部切除而不是根治性外阴切除术，这样可将手术创伤降到最小。这两种手术方式结果相似，局部复发率为6%～7%，无病生存率为98%～99%。位于上部接近阴蒂的病变可能不适合接受根治性局部切除或者可能需要根治性外阴切除来取得满意的切缘。

小的单侧T_1病变，同侧腹股沟淋巴结阴性时，发生对侧腹股沟淋巴结受累的概率<1%，因此，如果同侧腹股沟淋巴结阴性并不一定要处理对侧淋巴结。病变浸润深度>5mm或血管间隙受侵或分化差的病变有较高的腹股沟淋巴结转移风险，这时应该进行双侧腹股沟淋巴结切除。有中线型病变的患者应该接受双侧腹股沟-股淋巴结切除术，因为每一侧都有转移的风险。肿瘤位于阴道入口1cm之内的区域也被认为是中线型病变，尽可能行根治性局部切除术。此外，还要行双侧区域浅表淋巴结切除。如果浅表淋巴结受累，建议再行深部淋巴结切除。在传统的治疗中，原发肿瘤超过2cm的患者接受根治性外阴切除及双侧腹股沟淋巴结切除术，因为淋巴结转移的风险高。现在，对于腹股沟淋巴结的手术指征和范围需要重新评价，没有特定的指南。

2. 放射治疗

对于早期浸润癌，建议对原发病变区域进行放疗以防止局部复发。与局部复发风险相关的病理学特点包括淋巴血管间隙受侵、浸润深度>5mm、手术切缘<8mm和显微镜下切缘阳性。但是，对于这些患者，辅助放疗是否能降低局部复发率并不清楚。在Faul进行的一项回顾性研究中，62例患者手术切缘不足（≤8mm），或切缘阳性，术后经过放疗，局部复发率降低。在这些研究中，术

后辅助放疗改善了那些手术切缘阳性患者的生存率。多因素分析也显示当那些手术切缘不足或切缘阳性的患者行辅助放疗后，局部控制率得到改善。尽管局部复发降低，但生存率可能没有受到影响，因为一些复发患者可能再接受补救手术。虽然缺乏明确的数据，但对阳性切缘或切缘≤8mm 的患者、有深部浸润和（或）淋巴血管间隙受侵的患者，应该考虑辅助放疗。对于肿瘤靠近尿道、阴蒂或直肠的患者，想要取得满意的手术切缘较困难，应该给予术前外阴区域的放疗。

一项 1986 年 GOG 的研究报道了放疗在淋巴结引流区域治疗中的作用。在这项研究中，患者接受了双侧腹股沟淋巴结切除术，腹股沟淋巴结阳性的患者被随机分为盆腔淋巴结切除组或盆腔及腹股沟淋巴结放疗组。放疗组淋巴结复发率显著低于未放疗组，5.1%（3/59）和 23.6%（13/55），放疗组 2 年后显著的生存获益为 68%，而未放疗组为 54%（$P=0.03$）。这种获益只限于有 1 个以上淋巴结转移的患者。基于这项研究，建议对病理证实腹股沟淋巴结受累的患者行盆腔及双侧腹股沟放疗。淋巴结包膜外扩散或腹股沟区域残存肿瘤的患者应该接受术后盆腔、腹股沟和原发肿瘤瘤床区域的放疗，因为这些因素的存在而易于使肿瘤复发。

二、晚期癌

综合治疗对于包括外阴癌在内的很多肿瘤的益处已经毫无疑问。对于外阴癌患者，这种综合治疗已经应用了近 20 年。在应用这些治疗的各种经验中，尝试了不同化疗药物和各种放化疗方案。多数研究是在晚期或术后复发患者中开展的。

对于晚期患者，单纯手术治疗的结果令人失望，由此引发采用综合性治疗的模式。综合性治疗的另一个目的就是使患者免于根治性手术，如脏器去除术。广泛的、根治性手术应该用于那些初始治疗失败的患者，这些患者没有远处转移的证据，一般情况好，可耐受手术。脏器去除术对患者性心理影响很大，尽管有时已经采取一些方法来保留部分性功能。在一些患者中，当没有其他治疗选择时，可进行脏器去除术。对于这些经严格选择的患者，手术以控制疾病为目的。

三、其他组织学类型

（1）黑色素瘤：黑色素瘤是外阴第二大常见恶性肿瘤。治疗尽可能首选手术。具有一个或多个不良因素的患者预后更差，如肿瘤深部浸润，溃疡形成，结节状生长方式（相对于浅表扩散），上皮样细胞类型（相对于梭形或混合型），高有丝分裂率。高龄者预后差。为达到病变局部控制，手术范围取决于病变的大小和浸润深度，这与身体其他部位的黑色素瘤相似。手术范围从根治性局部切除到根治性外阴切除。在伦敦 Royal Marsden 医院进行的一项 32 例患者的研究中，经局部切除和广泛性切除的患者的治疗结果没有区别。放疗在此类疾病的治疗中位居第二位。根治性放疗对黑色素瘤的作用尚不能证实，但是有时可作为姑息治疗减轻症状。妇科黑色素瘤如同其他部位的黑色素瘤一样，很难控制。

（2）巴氏腺癌：巴氏腺癌占所有原发外阴癌的 5%～7%。组织学为鳞状细胞癌或腺癌。治疗包括局部扩大切除和同侧淋巴结切除。对侧腹沟淋巴结切除适用于临床可疑淋巴结转移或病变同侧淋巴结转移的患者。与其他类型的外阴癌类似，盆腔淋巴结切除不作为常规治疗。如果盆腔淋巴结可疑受累可考虑盆腔放疗。Copeland 等和 Leuchter 等研究了放疗对此类肿瘤的作用。这两项研究提示保守手术后的外阴和腹股沟部位的辅助放疗可降低局部复发率。Cardosi 等报道手术切缘不足再补充辅助放疗的患者的 5 年生存率为 67%。

四、疣状癌

疣状癌是局部浸润的肿瘤，表现为真菌样生长、溃疡性肿物。通常行广泛性局部切除术，不常规做淋巴结切除，因为病变扩散到淋巴结很少见。多数与外阴疣状癌有关的文献均为病例报告，除了 Japaze 等的一项研究。这项研究包括 24 例患者，其中 17 名进行手术治疗，另外 7 名进行了手术和放疗。在手术组中，仅有 1 名患者发生复发并死于肿瘤未控。在放疗组中，4 名患者发生复发最终均死于此病。考虑到关于此类疾病报道的文献较少，不可能由此得到一个关于此类疾病的治疗指南。没有证据表明外阴部位的放疗有助于疣状癌的治疗。至于放疗所引起的组织变形和因此导致的损伤，也尚未发现充足证据。

五、手术

（一）原发肿瘤

过去，标准的外阴癌根治性手术包括原发肿瘤的整块切除和腹股沟深浅淋巴结的切除。手术采用单一切口，从一侧髂前上棘至另一侧髂前上棘。尽管获得了满意的局部控制率和生存率，但术后伤口裂开却很常见。1995 年，Taussig 描述了分别在外阴原发部位和两侧腹股沟进行独立切口的方法，这样每侧都形成了一个正常组织构成的"桥"。其生存率相似而伤口裂开率降低了近一半。尽管"桥"复发率最高可达 2%，但是使用此手术技术并不降低生存率。

外阴癌治疗的手术方式已经从传统的大多数患者都采用的整块切除的根治性外阴切除术演变为更为个体化的较小范围的手术，或手术联合放化疗。对于小的、比较局限的病变，推荐尽可能进行根治性局部切除术（称为局部扩大切除，根治性扩大切除，或改良根治性外阴切除术），取代根治性外阴切除术。手术的基本原则是获得肿瘤周围至少 1cm 的阴性切缘，深度直至切除会阴筋膜，以降低局部复发的风险。在一项关于 I 期外阴癌的前瞻性 GOG 研究中，对于肿瘤厚度≤5mm 的患者进行了改良根治性外阴切除术，局部复发率为 15.6%（19/21）。其中 10 例复发局限于外阴（8.2%），9 例（7.3%）有腹股沟淋巴结转移。2 例同时有外阴和腹股沟部位的复发。10 例外阴复发者中有 8 例行抢救性外科治疗。在腹股沟复发的 9 例患者中 5 例死亡。这组患者的生存率与过去接受根治性外阴切除术组相近。另一项回顾性研究显示根治性局部切除术后复发风险略高，但生存率无明显差别。鉴于外阴癌的特点，多灶性病变的患者常需行根治性外阴切除术。

对于病变较大的 T_2~T_3 期患者，最好行根治性外阴切除术。根据病变的部位，某些小的 T_2 期病变的患者，可行根治性局部切除术。一般来说，外阴后侧部位的病变适合行局部切除术，以保留阴蒂。如果肿瘤接近阴道或直肠，且浸润深度<5mm，则保留阴蒂或直肠的可能性较小。这些患者应考虑行术前放疗，尽可能消灭亚临床病灶，从而缩小根治性切除的范围。

当直肠、阴道或尿道受侵时，可能需行扩大的根治性外阴切除术及双侧腹股沟淋巴结切除或盆腔脏器去除术。因为此手术的死亡率和并发症发生率高，对性心理有显著影响，故对于拟行手术的患者应考虑进行术前放疗或术前放化疗来缩小手术的范围。

（二）腹股沟-股淋巴结

正确判断淋巴结受侵的危险因素十分重要，因为腹股沟-股淋巴结部位的手术可能导致并发症和后遗症。腹股沟手术主要的并发症是伤口裂开和下肢淋巴水肿。伤口裂开可治愈，但是慢性下肢淋巴水肿很难处理，可导致严重的残疾。为了减少这些并发症的发生率和严重程度，人们致力于判断哪些患者的淋巴结切除范围可以适当缩小或不行淋巴结切除术也不会影响其疗效。

单侧病变是否需要进行双侧腹股沟淋巴结切除,浅表淋巴结切除时是否一定要进行深部淋巴结切除,均根据并发症和腹股沟区淋巴结复发的情况评估。双侧腹股沟深浅淋巴结切除术后伤口裂开和下肢淋巴水肿的发生率可能增加。免行腹股沟深淋巴结切除术是建立在如果腹股沟浅淋巴结没有转移则深部淋巴结很少受累的事实基础上。但是降低淋巴结复发至关重要,因为大多数腹股沟淋巴结复发的患者最终因此死亡。腹股沟手术的术语和定义尚不统一,这使得文献评价起来很困难。浅表和深部淋巴结之间应有明确区分,浅表淋巴结是位于筛筋膜之上沿股静脉分布的淋巴结。

除非有特殊说明,标准的腹股沟淋巴结切除术必须包括浅表和深部的腹股沟股-淋巴结切除术。一些研究者认为浅表淋巴结可作为深部淋巴结的前哨淋巴结。原发肿瘤浅表,浸润深度<1mm,淋巴结受累概率很低,可以不做腹股沟淋巴结切除术。据报道,在肿瘤体积小(T_1~T_2)且表浅(深度<5mm)的患者,如果浅表淋巴结病理阴性可不做深部淋巴结切除,而行选择性腹股沟淋巴结切除术,术后腹股沟淋巴结复发率低。此建议建立在一项GOG前瞻性研究结果基础上,即具有相似预后因素接受同侧腹股沟浅淋巴结切除的患者,与对照组中行双侧腹股沟及股淋巴结切除的患者比较,接受腹股沟浅淋巴结切除的患者腹股沟区复发率为6%,多数复发发生在曾行手术的一侧。对照组没有腹股沟区复发。腹股沟深浅淋巴结切除后发生淋巴水肿的风险高,但必须与低腹股沟区复发率一起衡量,因为复发者常死于肿瘤未控。

晚期淋巴结受累、腹股沟淋巴结固定、溃破者,极少治愈。这些患者经活组织检查明确淋巴结受侵后应行放化疗,如果治疗反应好,淋巴结可以切除,可再针对原发灶和淋巴结进行手术治疗

(三)盆腔淋巴结

腹股沟淋巴结临床或病理阳性的患者有对侧腹股沟淋巴结和盆腔淋巴结受侵的危险。因此,根据腹股沟淋巴结的情况决定盆腔淋巴结的处理。GOG随机研究表明,盆腔淋巴结切除和盆腔淋巴结放疗均可控制盆腔淋巴结转移。盆腔淋巴结放疗可能优于手术,因为还能同时针对腹股沟进行放疗,而需要治疗盆腔的患者往往也需要对外阴原发和(或)腹股沟部位进行放疗。

六、放射治疗

对个别病例可行单纯放疗。关于单纯放疗作为外阴癌根治性治疗的文献报道很少。已报道的病例包括术后复发和无法耐受手术或拒绝手术的患者。Ellis报道65例患者行近距离放疗和(或)体外放疗,5年粗略的生存率为23%(15/65),其中12例患者无病生存。局部控制率为40%,9例患者发生组织坏死。Slevin和Pointon报道了58例行近距离放疗和(或)体外放疗的患者。5年总生存率为26%(15/58),局部控制率为40%(23/58)。初治患者生存率为39%(9/23),高于复发患者的17%(6/35)。9例患者发生组织坏死。

近距离放疗已用于不能手术的外阴癌,可针对原发肿瘤和(或)淋巴结区域增加剂量。但所治疗的患者的临床情况各不相同,较难评价其治疗效果。据报道组织坏死发生率可高达1/3。法国Alexis Vuitrin研究中心报道了34例近距离放疗的患者,21例患者为初治,13例为复发,中位放疗剂量为60Gy(53~88Gy)。在21例初治患者中,3例发生局部复发和区域淋巴结复发,5年局部控制率为80%,疾病相关的生存率为70%。在13例复发患者中,8例出现局部复发,伴或不伴其他部位的病变。中位随访期为31个月,两组的局部控制率分别为80%和19%。5例患者发生了组织

坏死，其较低的并发症反映了这个研究中心在近距离放疗方面具有丰富经验和较高的质量保证。此研究的学者提出，如果初治患者拒绝手术或有手术禁忌，建议行近距离放疗。对肿瘤厚度＞1.5cm的患者采用体外放疗和近距离放疗，这些内容未与上述研究一同报道。

早期病变的标准治疗是手术切除，但对体积小的中心型病变的患者可考虑行根治性放疗，尤其是病变靠近尿道、阴蒂或肛门的患者更应如此。放疗常与手术或化疗联合应用。放疗可特异性地针对病变部位，即淋巴结或原发肿瘤。例如，对原发肿瘤不是很大但淋巴结病变较晚不能切除者，联合放化疗可能使原发灶达到完全控制，从而可免行外阴手术，同时又使淋巴结缩小易于切除。对于原发肿瘤大而淋巴结病变局限的患者，放化疗可缩小原发灶以利于手术切除，同时又可杀灭淋巴结病变。放疗对缓解症状也有重要作用。

（一）放疗靶区和放疗技术

放疗靶区通常包括外阴、双侧腹股沟和低位盆腔淋巴结。制订放疗计划时，应特别注意腹股沟区域的位置和深度，以计算剂量。腹股沟血管的深度个体差异较大，从 2.0cm 到 18.5cm 不等。借助盆腔 CT 或 MRI 扫描来明确腹股沟淋巴结的深度十分重要，因为计算错误，可导致明显的剂量不足。影像学检查还能提供盆腔淋巴结的信息，如果发现可疑转移的淋巴结，可行 CT 引导下活组织检查。腹股沟淋巴结转移的患者盆腔淋巴结阳性率为 28%，故应行盆腔淋巴结的放疗。模拟定位时，应在原发灶、淋巴结和既往的手术瘢痕处放置标记以记录病变范围。

治疗时，患者一般处于仰卧位，大腿伸直或呈"蛙腿"状，采用中或高能 X 线前后对穿（AP/PA）照射。蛙腿姿势已被一些单位采用以减小皮肤皱褶的组织补偿反应。治疗前在原发灶周围特定点描绘标记，有助于客观评价治疗反应，指导下一步的缩野加量放疗或近距离放疗。盆腔野的上界应达骶髂关节中部以包含髂外和髂内淋巴结。怀疑或证实髂内或髂外淋巴结转移者，放射野上界应达 L_3 和 L_4 之间以包含髂总淋巴结。下界应包括整个外阴和大部分腹股沟浅淋巴结及其下组。盆腔野侧界为骨盆入口最宽处外 2cm。尽管没有关于瘢痕复发的资料，但放疗野通常包括了腹股沟淋巴结切除的手术瘢痕。

根据腹股沟/股淋巴结和（或）盆腔淋巴结是否包括在放疗野中，可采用不同形状的放疗野。运用多种技术来降低股骨头的受量并保证腹股沟淋巴结的受量。如前野采用包括盆腔和腹股沟区域的宽野，而后野为只包括盆腔不包含股骨头的窄野。两个放疗野权重相等，腹股沟区再通过与盆腔野相连的单独的电子线前野照射加量。应用组织补偿确保腹股沟浅表区域的剂量足够。还有一种方法是采用前宽后窄的对穿野，并在前野中部使用屏蔽遮挡，腹股沟淋巴结区特定深度的剂量完全通过前野放疗实现。通过计算前野中遮挡部分剂量的降低，使前后野放疗对盆腔中部给予的剂量相等。这一方法解决了 X 线/电子线照射野的剂量匹配和每日摆位误差的问题，但是设计一个精确的部分屏蔽是很困难的。另一种方法采用包括外阴原发灶和盆腔淋巴前后对称的 AP/PA 野，而腹股沟区采用单独的电子线照射野。这种方法易于摆位，但缺点是难以确保放疗野边界达到足够的剂量，尤其当边界跨越肉眼可见的肿瘤时，此处剂量更为重要。

Moran 等描述了以多叶准直器实现的单个中心改良分段加量技术，前野为包含外阴、盆腔和腹股沟区的宽野，后野是包括外阴和盆腔的窄野。腹股沟区的前野加量 X 线照射采用一定的角度，使射野中轴与对穿照射时的后野散射形成共面。同时还设计加量照射野的中央屏蔽使之与对穿野时的后野散射匹配。这项技术的每日摆位重复性好，且使剂量分布更均匀。

调强放疗目前正用于治疗盆腔和腹股沟淋巴报道了 15 例患者使用调强放疗，放射野中位数为 7 个。临床肿瘤靶区（CTV）为双侧髂内、髂外和腹股沟-股淋巴结区外扩 1～2cm，以及整个外阴区域外扩 1cm 的范围。还包括大体肿瘤外扩 1cm 的范围。计划治疗靶区（PTV）为 CTV 外扩 1cm。当 <5% 的 PTV 受量<100% 处方剂量，<10% 的 PTV 受量>110% 处方剂量，<1% 的 PTV 受量>120% 处方剂量时，才能实施治疗。需要限量的正常组织包括小肠、膀胱和直肠。这一初期经验显示，临床反应较好，15 例患者中有 13 例在最后随访时无瘤生存，而且剂量的适形度提高，使得包括直肠、膀胱、小肠、股骨头在内的正常组织受量降低。这一方法值得进一步研究。

（二）术前放射治疗

因为外阴癌的治疗要考虑减少手术并发症，尽可能保留功能的目的，所以除了化疗，术前放疗的应用越来越多。局部晚期和（或）淋巴结固定或发生溃疡的患者最好行术前放化疗，如果有化疗禁忌则只行术前放疗，之后再根据残留肿瘤的范围，行原发部位的残留病灶和腹股沟淋巴结切除术。一般来讲，无论淋巴结病变是否完全缓解均建议行腹股沟淋巴结切除术，因为淋巴结中常发现残存病变。如果原发病灶完全消退，可行活组织检查，活检病理阴性则不必切除原发病灶。

术前对原发病灶和淋巴结的放疗剂量应达 45～55Gy。最常用的化疗药物有 5-Fu、顺铂和丝裂霉素-C。联合放化疗引起的急性黏膜皮肤反应较重，应该在治疗的计划中考虑到治疗中断的问题。在 GOG 的晚期（原发病灶或淋巴结）患者的研究中，放射剂量为 170cGy，第 1 天到第 4 天每日 2 次；第 5 天到第 12 天时每日一次，总剂量为 2380cGy。同时联合化疗，给予顺铂 50mg/m² （第 1 天），5-Fu 1000mg/m²，连续 24 小时输注（第 1 天到第 4 天）。休息 1.5～2.5 周后重复进行上述治疗，总放疗剂量为 4760cGy。研究的结果令人鼓舞，但需要进一步的研究探索最佳的化疗药物、剂量、给药方案、放疗参数以及适应证，以获得最佳疗效。

（三）根治性放化疗

根治性放化疗用于那些晚期肿瘤不能手术切除或有手术禁忌证的患者。如术前放化疗后残存病变仍然不能手术切除或不宜手术，应继续之前的治疗争取治愈。对于这些患者，化疗应继续贯穿整个放疗过程，以增加靶区中肿瘤的放射敏感性并消灭放疗野之外的亚临床病灶。经适当缩野，放疗剂量达 60～70Gy。总剂量取决于肿瘤的部位、病变大小、治疗反应和高剂量区放疗耐受性。

对于那些临床没有发现淋巴结受侵和淋巴结受侵风险低的患者，可仅行外阴部位的放疗，应用电子线或低能量 X 射线。当只给 X 射线照射时，因为射野外围的剂量显著减少，所以应在原发肿瘤范围基础上外放边界。并应用组织补偿避免肿瘤表面的剂量不足。

（四）术后放疗

术后辅助性放疗用于因保留器官而缩小手术范围，或当手术病理提示不良预后因素易于发生局部复发的患者。局部复发是各期别患者治疗失败的主要原因。切缘阳性或阴性切缘不足（<8mm）的患者、淋巴血管间隙受侵、肿瘤浸润深度>5mm 都是局部复发的高危因素，应该行术后放疗。切缘不足可在放疗前再次切除，特别是当病变区域不接近尿道、阴蒂或肛门时。一个以上淋巴结受侵、淋巴结包膜外扩散或有大块残留淋巴结的患者应同时行腹股沟和盆腔放疗。如外阴切缘阴性且没有高危不良预后因素，可使用中央屏蔽避免外阴部治疗的并发症和后遗症，但这样有局部复发的可能。

原发灶的术后辅助放疗可采用 X 线照射或组织补偿的浅表电子线照射。如治疗外阴和腹股沟的较大区域，前文提到的 AP/PAX 射线照射野较为适宜。如果受累区域小，可使用直接的电子线照射野，而腹股沟区则使用独立的照射野治疗。当原发灶可疑存在残留的显微镜下病变时，推荐剂量为 50Gy。如有淋巴结包膜外受侵，腹股沟区应给予 50~60Gy 的照射剂量。如术后腹股沟有肉眼残留肿瘤，应给予 65~70Gy 的放疗剂量。

七、化疗

（一）术前

术前化疗常用于那些晚期不能手术或复发的患者。单药化疗的经验有限，用过的药物有顺铂、哌嗪双酮、米托蒽醌和依托泊苷，但单药化疗的结果令人失望。也有报道少数患者使用单药阿霉素和博来霉素获得一定的缓解。一些联合化疗方案也包括了博来霉素，但是它的肺毒性和致死率分别为 35% 到 22%。博来霉素、长春新碱、丝裂霉素-C 和顺铂（BOMP）方案对于宫颈癌有效，但是治疗外阴癌的结果却不那么令人鼓舞。欧洲放化疗组织的妇科肿瘤协作组进行了一项 II 期研究，采用博来霉素、氨甲蝶呤和 CCNU 的化疗方案，结果较好。具体为：第一周，博来霉素，5mg，肌内注射，第 1~5 天；氨甲蝶呤，15mg，口服，第 1~4 天，CCNU，40mg，口服，第 5~7 天。在接下来的 5 周中，第 1 天和第 4 天博来霉素 5mg，肌内注射；氨甲蝶呤，15mg，口服。总有效率为 64%，完全缓解率为 10%。在 31 例不能手术或肿瘤复发的患者中，8 例化疗后可以手术切除。但此方案的毒性反应大。严重黏膜炎的发生率为 21%，13% 的患者发生严重感染，两例患者发生严重肺毒性，其中 1 例死亡。其他的严重毒性还有恶心呕吐，血液、肾脏毒性和皮肤黏膜反应。因为毒性太大，33% 的患者没能完成治疗。为了减少毒性反应，降低了氨甲蝶呤的剂量，并在两次化疗之间休息 1 周。有效率和毒性发生率相似：总有效率为 56%，3~4 级毒性反应发生率为 40%，2 例发生治疗相关的死亡。在最近一项关于顺铂联合 5-Fu 新辅助化疗的小样本研究中，所有患者都至少能达到部分缓解。但是 3 例顺铂单药治疗的患者均无效。

总之，除了博来霉素，单药化疗对于晚期外阴癌无效，但博来霉素有严重的毒性。联合化疗方案，特别是包括顺铂和 5-Fu，能提高有效率，但也增加了毒性反应。最近联合应用放化疗的研究取得了满意的有效率，因此对于晚期外阴癌不推荐术前单纯化疗。

（二）辅助治疗

联合放化疗适合那些具有高危病理因素的术后患者，如手术切缘阳性或阴性切缘不足、淋巴间隙受侵或淋巴结受累。这些病理因素预示区域局部复发风险高，因此除了化疗还应补充放疗，消灭那些亚临床转移的病灶以避免局部复发。尚没有研究报道单纯辅助放疗与辅助放化疗比较的结果数据。早期外阴癌单纯手术治疗的生存率已达 75%~90%，因此术后增加化疗的益处难以确定，而毒性将会增加。如果行化疗，应与放疗同步，从而获益于两种治疗的协同作用，但治疗并发症可能增加。

八、治疗后遗症

治疗的不良反应分为急性和慢性两种，与治疗方案或强度有关，一些不良反应是治疗手段和治疗部位（如原发肿瘤或淋巴结）特异性的。

早期病变仅行外阴部位手术，急性手术并发症相对轻微，主要有切口感染和血肿。如果手术范围较大时,则并发症的发生率较高,程度会更严重。在腹股沟区域和外阴原发肿瘤部位采用分开切口之前,伤口感染、坏死和裂开常见,有85%的病例发生。因为采用独立的手术切口,腹股沟区伤口的感染、坏死及裂开发生率明显下降至15%。其他并发症还有伤口感染、水肿、出血、深静脉血栓、肺栓塞、耻骨前炎和继发于股神经损伤的大腿前侧区麻木感。

最严重的晚期手术并发症是下肢水肿。淋巴水肿与淋巴结切除的范围有关,腹股沟深淋巴结切除后更易发生。淋巴水肿的发生率为69%。淋巴水肿发展快而且难以控制。报道的其他慢性并发症还有腹股沟区的慢性蜂窝织炎、阴道口狭窄、股疝、直肠阴道瘘或直肠会阴瘘。

单纯放疗或放化疗后最严重的急性不良反应为外阴会阴区和腹股沟皮肤褶皱区的皮肤黏膜反应,治疗早期即可发生。反应的严重程度与放疗的分割方式及化疗方案有关。常见的严重反应程度常需中断治疗。急性血液学毒性并不罕见,与化疗的药物和剂量有关。如今可通过使用血细胞集落刺激因子来很好地治疗这些情况,但有些病例需输血治疗。经常需要调整化疗剂量,甚至中断治疗。严重的血液学毒性可导致败血症,甚至导致患者死亡。

手术联合化疗/放疗的晚期并发症包括毛细血管扩张、外阴皮肤黏膜萎缩、阴道和外阴黏膜干燥,以及外阴区域放疗而加重阴道口狭窄。有报道接受单纯盆腔放疗或放化疗的患者发生股骨头缺血性坏死。在GOG的晚期外阴癌综合治疗的研究中,只有1例患者发生了股骨头缺血性坏死。有两例发生股动脉损伤,其中1例术后即发生致死性股动脉坏死,另1例需要行股动脉血管成形术。

除了手术、放疗和(或)化疗常见的并发症,外阴癌的治疗还对性心理产生严重影响。这种影响在某些程度上与治疗的方式和范围有关,但对有些患者的影响可能比根据治疗方式和范围所预计的更为严重。有些学者研究了治疗对性心理的影响,但这一问题尚未得到应有的重视,可能是很难确定性心理不良影响的特点和产生的后果。在Andersen等的一项研究中,42例患者大多行保守性手术,其中32例患者行局部扩大切除术,10例行单纯外阴切除术,性功能障碍的发生率比治疗前增加了2~3倍。与对照组相比,30%的患者在随访中都有性活动减少。Andersen等报道即使还能进行性交,外阴手术也对性功能和躯体形象有很大影响。如预期的那样,盆腔脏器去除术后,尽管建造了新的阴道,患者仍会经历明显的性功能障碍。考虑到根治性手术对外阴癌患者的严重影响,这也是运用综合治疗的原因之一。应用综合治疗,至少能使一些患者保留器官,保存某些器官功能和改善自我躯体形象。

九、预后因素

淋巴结转移是外阴癌中唯一的最重要的预后因素。腹股沟淋巴结转移使长期生存率降低50%。淋巴结状况的判断是非常重要的,因其可影响整个治疗手段和预后。评价淋巴结状况的方法有很多。这些方法可以互补,有些时候要使用不止一种方法。淋巴结手术治疗,特别是当联合放疗时,可造成治疗相关的损伤,如果可以尽早判断淋巴结没有受累或受累概率低,就可以避免这些损伤。反之,淋巴结区域复发经常是致死性的。临床上通过仔细触诊来评价淋巴结状态不可忽视,但有时也可误导。23.9%的体重没有超重的患者临床触不到淋巴结,而病理组织学发现淋巴结转移。CT和MRI能识别肿大或可疑的腹股沟和盆腔淋巴结,进而取活组织检查。尽管这两种方法都缺乏特异性,但仍可帮助患者分期。CT扫描还能提供腹股沟淋巴结浸润深度的信息。这些信息对于将来放疗计划的制订很有用。CT和MRI也能显示疾病对邻近器官(如膀胱、直肠)的浸润程度。利用这些非侵袭性的方法可对肿瘤更精确地进行分期并决定治疗方案。最后根据原发肿瘤的程度和腹股沟淋巴结的评估结果来决定腹股沟和盆腔淋巴结的治疗。

原发肿瘤的多种临床和组织学特点可预示淋巴结有无转移并决定预后。其中一些特点包括肿瘤厚度、组织学分级、毛细血管样间隙受累、浸润深度、肿瘤部位和大小。Rutledge 也描述了肿瘤大小、临床期别、治疗目标、腹股沟或盆腔淋巴结转移、切缘阳性对局部控制率和生存率的不利影响。当肿瘤厚度<1mm，淋巴结转移的发生率非常小，仅为 3.1%或更低；但是如果肿瘤厚度>5mm，则转移的发生率为 33%。应该注意到，外阴不同的部位上皮厚度明显不同，有些区域上皮厚度仅为 0.77mm，这些能影响肿瘤厚度和浸润深度的相对的评估价值。在测量表面有溃疡的肿瘤厚度时，可能会低估肿瘤的浸润深度。当浸润深度为 1mm、2mm 和 3mm 时，淋巴结转移的发生率分别为 4.3%、7.8%和17%。神经周围受侵犯也多与淋巴结转移相关。

Kurzl 和 Masserer 分析了 124 名不同期别的外阴癌患者，他们仅接受了单纯外阴切除和区域（腹股沟区）放疗。学者发现患者年龄、肿瘤浸润性生长、淋巴播散、肿瘤厚度、原发肿瘤表面溃疡均是重要的预后因素。但是这些特点除了溃疡外，其他都不能被临床识别，不能纳入临床分期参数中，因此在制订治疗计划时也需要考虑这些因素。

在对 GOG36 号方案进行详细分析时，发现有两个重要的危险因素易导致外阴癌的复发：①肿瘤大小>4cm；②淋巴血管间隙受侵。如果具有其中任何一个因素，外阴根治术后局部复发的风险为 20.7%（30/184），但是如果两个因素都没有，则局部复发风险仅为 9.2%（37/404）。在本研究中，浸润深度不是外阴癌治疗失败的预后因素。

在分析 GOG 关于外阴癌的数据时，发现了几个肿瘤的临床和组织病理学特点，可提示淋巴结受侵。根据其重要性进行排序，分别是淋巴结状况（可触及或不可触及），GOG 分级，淋巴血管间隙受侵，肿瘤厚度和患者年龄。根据原发病变的大小，腹股沟淋巴结转移率如下：病变直径<2cm 为 18.9%，病变直径>2cm 为 41.6%。

现有更多研究致力于通过考虑淋巴结受侵的危险因素，找出那些腹股沟淋巴结没有受侵的患者，以使其免行淋巴结手术。

Wharton 提出对于有浸润<5mm 的小肿瘤患者不进行腹股沟淋巴结切除。后来的报道表明这些患者中有 10%~20%有发生隐匿的淋巴结转移，因此，建议行前哨淋巴结活组织检查等手术技术来评价淋巴结状态。现今，对于浸润深度<1mm 的肿瘤不进行淋巴结切除已达成共识。这是现在的分期系统将浸润深度<1mm 的肿瘤归入Ⅰa期的基础。

淋巴结受侵发生率与原发肿瘤大小相关。在 Donaldson 等报道的 66 例患者中，当患者病变<3cm 时，腹股沟淋巴结受侵的发生率为 18.9%，而当病变>3cm 时，则为 72.4%。在 Sedlis 等报道的一项包含 267 例表浅外阴癌患者的 GOG 研究中，当患者病变<3cm 时，腹股沟淋巴结阳性率为 18.1%，当病变>3cm 时为 29.3%。原发肿瘤的大小和淋巴结的数目、分布也有关。原发肿瘤扩散到尿道、阴道和肛门区域与淋巴结受侵发生率增加相关，并且预后更差。这些发现在患者分期时很重要。

几项研究还注意到肿瘤包膜外扩散对于淋巴结预后有负面影响。Origoni 等研究了转移淋巴结的大小和数目，以及肿瘤包膜外扩散，发现任何以上一种情况都会使预后恶化。Van der Velden 等也描述了肿瘤包膜外扩散是独立的不良预后因素之一。

在对福尔马林固定的组织标本的研究中，Heaps 等发现显微镜下手术切缘＜8mm 的肿瘤局部复发率明显升高。这在新鲜未固定组织中相对应的最小切缘是 1cm。尽管局部复发与手术切缘是否充分有关，但在治疗较大或浸润较深的肿瘤，或中线组织结构受侵时，确实很难取得足够的手术切缘。

显然淋巴结受侵是一个重要的预后因素，决定淋巴结状态后再确定治疗方案是非常必要的，这样可以为患者提供预后信息。使用前哨淋巴结组织活检来判断解剖区域第一站引流的前哨淋巴结的病理状态，同时也代表了这一区域非前哨淋巴结的病理状态，这个方法已经在外阴癌中成功应用。研究数据表明前哨淋巴结在高达 97.5% 的患者中检出。其中 13%～41% 的病例前哨淋巴结受侵，这个概率可能会被认为不高；但却反映了使用此方法的患者处于肿瘤的早期。假阴性率很低，仅为 65%。

一些外科医生在腹股沟淋巴结受侵时常规切除盆腔淋巴结；但是 Curry 等提出具有单侧 3 个或 3 个以下腹股沟淋巴结转移的患者，肿瘤均没有播散到盆腔淋巴结。Hacker 等也报道了相似的发现。如果腹股沟深浅淋巴结都是阴性，则盆腔淋巴结受侵的发生率很低。在 Homesley 等报道的 GOG 研究中，腹股沟淋巴结阳性的患者盆腔淋巴结受侵的发生率为 28.3%（15/23）。在这项研究中，盆腔淋巴结受侵与腹股沟淋巴结受侵程度相关。腹股沟淋巴结没有受侵时不需要处理盆腔淋巴结，这已经是共识。因此，腹股沟淋巴结状态决定了盆腔淋巴结的治疗。尽管盆腔深部淋巴结受侵是不良征兆，但 1/4～1/3 的患者仍然可能治愈，尤其当只有几个淋巴结受侵时。

参考文献

[1] 丁明翠. 实用肿瘤治疗与康复[M]. 北京：科学技术文献出版社，2019.

[2] 朱广迎. 放射肿瘤学[M]. 北京：科学技术文献出版社，2015.

[3] 李丹，申戈，王国权. 肿瘤患者放疗健康指导[M]. 北京：科学技术文献出版社，2015.

[4] 孙新臣，孙向东，马建新. 肿瘤放射治疗技术学[M]. 北京：科学技术文献出版社，2015.

[5] 孙建衡. 妇科恶性肿瘤的近距离放射治疗[M]. 北京：中国协和医科大学出版社，2015.

[6] 孙淑娟. 肿瘤[M]. 北京：人民卫生出版社，2015.

[7] 刘海英，杨靖，刘笑春. 实用肿瘤学[M]. 北京：科学技术文献出版社，2015.

[8] 朱红静. 临床恶性肿瘤诊断与治疗[M]. 北京：科学技术文献出版社，2015.

[9] 杨杰. 现代肿瘤综合治疗决策[M]. 北京：科学技术文献出版社，2015.

[10] 蔡晶，季斌. 临床肿瘤放射治疗学[M]. 北京：科学出版社，2015.

[11] 刘大海. 现代临床肿瘤学新编[M]. 北京：科学技术文献出版社，2015.

[12] 刘连科，束永前. 实用食管肿瘤诊疗学[M]. 北京：科学出版社，2015.

[13] 薛宏伟. 新编实用临床肿瘤诊治技术[M]. 北京：科学技术文献出版社，2015.

[14] 徐炎华，刘海英，关旭鸥. 肿瘤疾病的诊断与治疗[M]. 北京：科学技术文献出版社，2016.

[15] 马望，张明智. 临床肿瘤学[M]. 北京：人民卫生出版社，2016.

[16] 郭海涛. 现代肿瘤诊断与治疗[M]. 北京：科学技术文献出版社，2016.

[17] 姚俊. 胸部肿瘤学[M]. 北京：科学技术文献出版社，2016.

[18] 何侠. 肿瘤放射治疗学[M]. 北京：人民卫生出版社，2016.

[19] 王绿化，朱广迎. 肿瘤放射治疗学[M]. 北京：人民卫生出版社，2016.

[20] 薛宏伟. 临床实用肿瘤学[M]. 北京：科学技术文献出版社，2016.

[21] 杨涛. 肿瘤综合治疗与重症处理[M]. 北京：科学技术文献出版社，2016.

[22] 李瑞霞，仲飞，马东初. 新编常见肿瘤诊断与治疗[M]. 北京：中国科学技术出版社，2016.

[23] 金珊. 腹部肿瘤常见病的诊断与治疗[M]. 北京：科学技术文献出版社，2016.

[24] 王俊杰，张福君. 肿瘤放射性粒子治疗规范[M]. 北京：人民卫生出版社，2016.

[25] 罗晓青. 肿瘤病理诊断与非手术治疗[M]. 北京：科学技术文献出版社，2016.

[26] 崔彦莉. 妇科恶性肿瘤非手术治疗[M]. 北京：科学技术文献出版社，2016.

[27] 吴开良. 临床肿瘤放射治疗学[M]. 上海：复旦大学出版社，2017.

[28] 杨铁军. 泌尿系统肿瘤综合治疗[M]. 北京：科学技术文献出版社，2017.

[29] 高巍，王作胜，朱亚杰，刘秋雨. 现代临床肿瘤诊疗学[M]. 北京：科学技术文献出版社，2017.

[30] 秦继勇，郎锦义，李文辉. 肿瘤放射学精要[M]. 北京：科学出版社，2017.

[31] 高永平. 临床头颈肿瘤学[M]. 北京：科学技术文献出版社，2017.

[32] 陈清江，张明智，张旭东. 肿瘤治疗学[M]. 北京：科学技术文献出版社，2017.

[33] 马珊. 新编肿瘤科学[M]. 北京：科学技术文献出版社，2017.

[34] 张旭霞. 现代临床肿瘤治疗学[M]. 北京：科学技术文献出版社，2017.

[35] 张文杰. 现代肿瘤临床治疗学[M]. 北京：科学技术文献出版社，2017.